U0286200

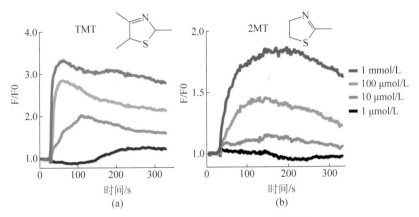

图 1-11 表达 TRPA1 离子通道的 HEK293T 细胞在 TMT、2MT 刺激下的 Ca⁺ 内流信号

（a）表达 TRPA1 离子通道的 HEK293T 细胞在不同浓度 TMT 刺激下的 Ca^+ 信号；

（b）表达 TRPA1 离子通道的 HEK293T 细胞在不同浓度 2MT 刺激下的 Ca^+ 信号

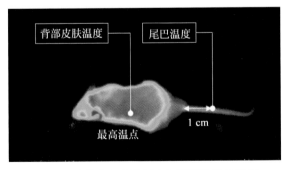

图 2-1 小鼠背部皮肤温度和尾巴温度的测量

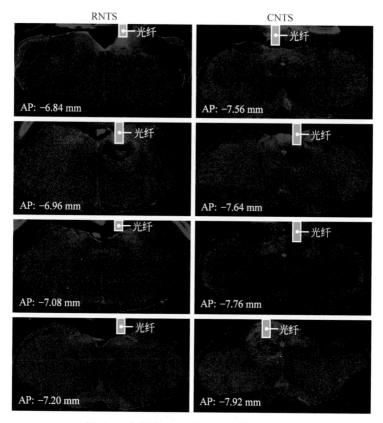

图 2-4　光纤在 RNTS 和 CNTS 的植入位点

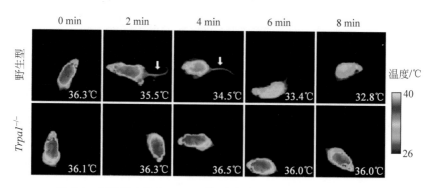

图 3-2　野生型小鼠与 Trpa1$^{-/-}$ 小鼠在 2MT 刺激下的热成像图

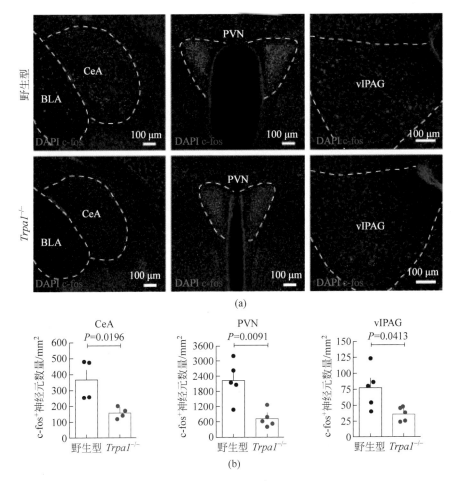

图 3-7　2MT 刺激下野生型小鼠和 *Trpa1*$^{-/-}$ 小鼠 CeA、PVN 和 vlPAG 的 c-fos 表达

（a）野生型小鼠和 *Trpa1*$^{-/-}$ 小鼠 CeA、PVN 和 vlPAG 中 2MT 诱导的 c-fos 表达的代表性图像；（b）野生型小鼠和 *Trpa1*$^{-/-}$ 小鼠 CeA、PVN 和 vlPAG 中 2MT 诱导的 c-fos 表达的定量分析。误差线为±标准误差（SEM），用 *T* 检验进行差异统计

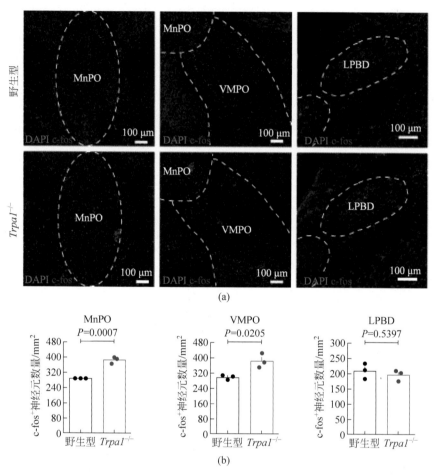

(a)

(b)

图 3-8　2MT 刺激下野生型小鼠和 $Trpa1^{-/-}$ 小鼠 MnPO、
VMPO 和 LPBD 的 c-fos 表达

（a）野生型小鼠和 $Trpa1^{-/-}$ 小鼠 MnPO、VMPO 和 LPBD 中 2MT 诱导的 c-fos 表达的代表
性图像；（b）野生型小鼠和 $Trpa1^{-/-}$ 小鼠 MnPO、VMPO 和 LPBD 中 2MT 诱导的 c-fos 表
达的定量分析。误差线为±标准误差（SEM），用 T 检验进行差异统计

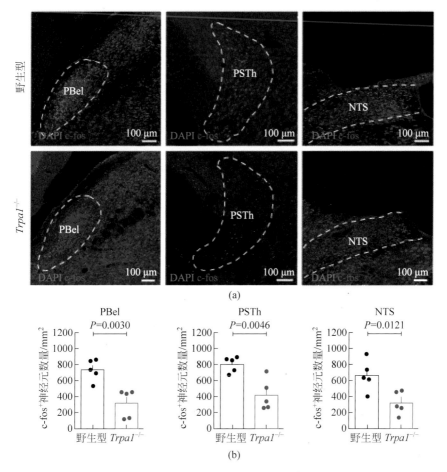

图 3-9　2MT 刺激下野生型小鼠和 $Trpa1^{-/-}$ 小鼠 PBel、
PSTh 和 NTS 的 c-fos 表达

（a）野生型小鼠和 $Trpa1^{-/-}$ 小鼠 PBel、PSTh 和 NTS 中 2MT 诱导的 c-fos 表达的代表性图像；（b）野生型小鼠和 $Trpa1^{-/-}$ 小鼠 PBel、PSTh 和 NTS 中 2MT 诱导的 c-fos 表达的定量分析。误差线为±标准误差（SEM），用 T 检验进行差异统计

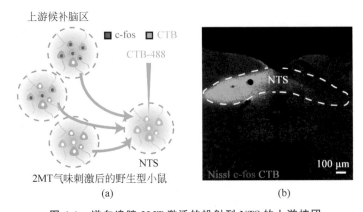

上游候补脑区

■ c-fos ■ CTB

CTB-488

NTS

2MT气味刺激后的野生型小鼠

(a)

NTS

100 μm

Nissl c-fos CTB

(b)

图 4-1　逆向追踪 2MT 激活的投射到 NTS 的上游核团

（a）对 NTS 逆向追踪筛选 2MT 激活的上游核团；（b）CTB 注射位点的代表性图像

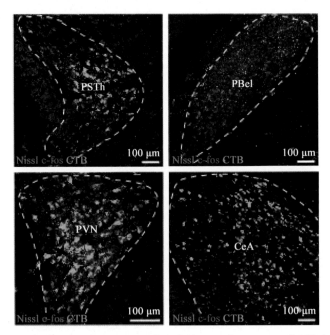

图 4-2　PSTh、PBel、PVN 和 CeA 中存在被 c-fos 和 CTB-488 共同标记的神经元

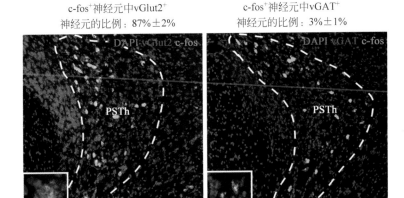

c-fos$^+$神经元中vGlut2$^+$
神经元的比例：87%±2%

c-fos$^+$神经元中vGAT$^+$
神经元的比例：3%±1%

图 4-4　PSTh 中 c-fos$^+$ 与 vGlut2$^+$ 或 vGAT$^+$ 阳性神经元的代表性图像和
定量分析

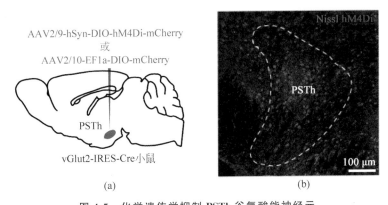

AAV2/9-hSyn-DIO-hM4Di-mCherry
或
AAV2/10-EF1a-DIO-mCherry

vGlut2-IRES-Cre小鼠

(a)

(b)

图 4-5　化学遗传学抑制 PSTh 谷氨酸能神经元
(a) 病毒注射示意图；(b) hM4Di 在 PSTh 神经元中表达情况的代表性图像

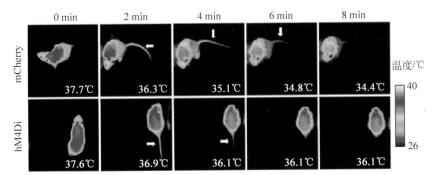

图 4-6　化学抑制 PSTh 谷氨酸能神经元后小鼠在 2MT 刺激下的
热成像图

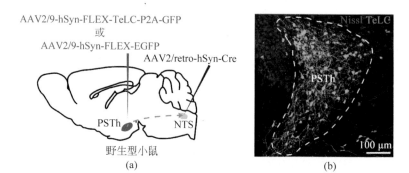

图 4-10　TeLC 介导的 PSTh-NTS 神经通路的抑制

（a）病毒注射示意图；（b）TeLC 在 PSTh 神经元中表达情况的代表性图像

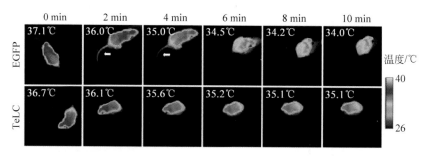

图 4-11　TeLC 介导 PSTh-NTS 神经通路抑制后小鼠在 2MT 刺激下的热成像图

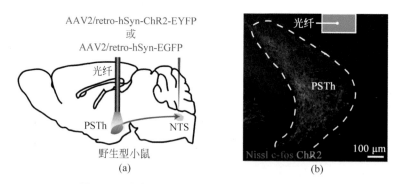

图 4-16　光激活投射到 NTS 的 PSTh 神经元胞体

（a）病毒注射示意图；（b）ChR2 在 PSTh 表达情况的代表性图像

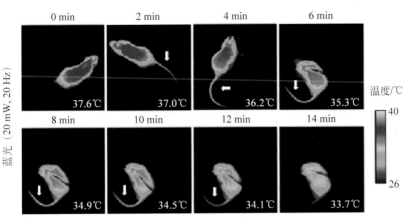

图 4-17　光激活投射到 NTS 的 PSTh 神经元胞体时小鼠的热成像图

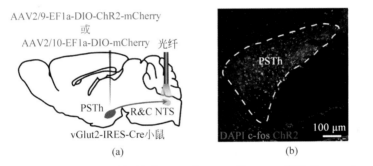

(a)　(b)

图 4-21　光激活投射到 RNTS 和 CNTS 的 vGlut2 阳性的
PSTh 神经元轴突末梢

（a）病毒注射与光纤植入示意图；（b）ChR2 在 PSTh 表达情况的代表性图像

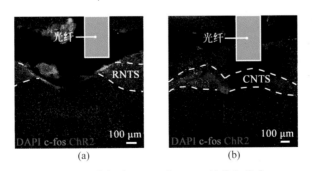

(a)　(b)

图 4-22　光纤在 RNTS 和 CNTS 的植入位点

（a）ChR2 在 RNTS 的轴突末梢表达情况的代表性图像；（b）ChR2 在 CNTS 的
轴突末梢表达情况的代表性图像

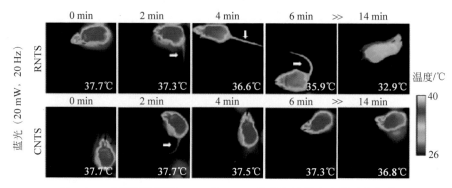

图 4-23　光激活投射到 RNTS 和 CNTS 的神经元轴突末梢时小鼠的
热成像图

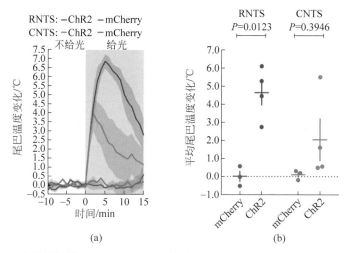

(a)　　　　　　　　　　(b)

图 4-24　光激活投射到 RNTS 和 CNTS 的神经元轴突末梢时小鼠尾巴温度的变化

（a）表达 ChR2 的小鼠与表达 mCherry 的小鼠在蓝光刺激 RNTS 和 CNTS 时尾巴温度的变化曲
线；（b）表达 ChR2 的小鼠与表达 mCherry 的小鼠在蓝光刺激 RNTS 和 CNTS 时尾巴温度的平
均升高程度。误差线为±标准误差（SEM），用双因素方差分析进行差异统计

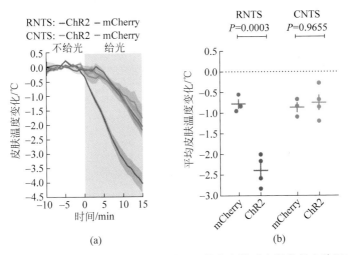

图 4-25　光激活投射到 RNTS 和 CNTS 的神经元轴突末梢时小鼠背部皮肤温度的变化

（a）表达 ChR2 的小鼠与表达 mCherry 的小鼠在蓝光刺激 RNTS 和 CNTS 时背部皮肤温度的变化曲线；（b）表达 ChR2 的小鼠与表达 mCherry 的小鼠在蓝光刺激 RNTS 和 CNTS 时背部皮肤温度的平均降低程度。误差线为±标准误差（SEM），用双因素方差分析进行差异统计

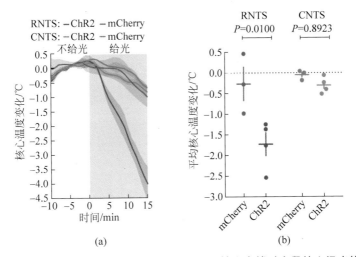

图 4-26　光激活投射到 RNTS 和 CNTS 的神经元轴突末梢时小鼠核心温度的变化

（a）表达 ChR2 的小鼠与表达 mCherry 的小鼠在蓝光刺激 RNTS 和 CNTS 时核心温度的变化曲线；（b）表达 ChR2 的小鼠与表达 mCherry 的小鼠在蓝光刺激 RNTS 和 CNTS 时核心温度的平均降低程度。误差线为±标准误差（SEM），用双因素方差分析进行差异统计

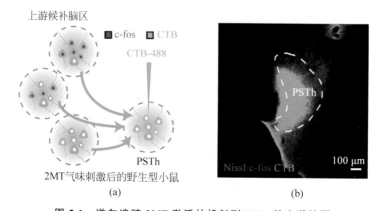

图 5-1　逆向追踪 2MT 激活的投射到 PSTh 的上游核团

（a）逆向追踪 2MT 激活的投射到 PSTh 的上游核团；（b）CTB 注射位点的代表性图像

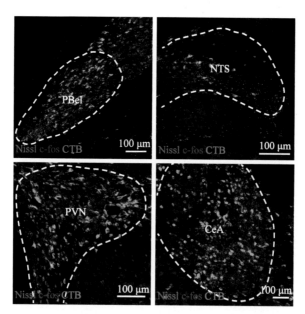

图 5-2　PBel、NTS、PVN 和 CeA 中存在被 c-fos 和 CTB-488 共同标记的神经元

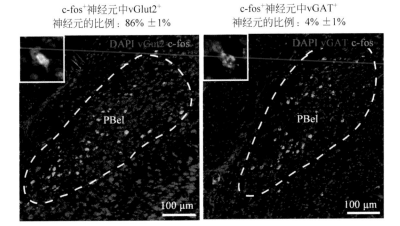

c-fos$^+$神经元中vGlut2$^+$
神经元的比例：86% ±1%

c-fos$^+$神经元中vGAT$^+$
神经元的比例：4% ±1%

图 5-4　PBel 中 c-fos$^+$ 与 vGlut2$^+$ 或 vGAT$^+$ 阳性神经元的代表性图像和定量分析

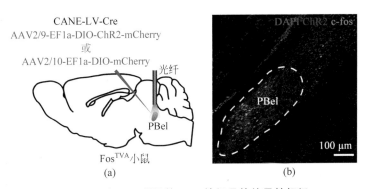

CANE-LV-Cre
AAV2/9-EF1a-DIO-ChR2-mCherry
或
AAV2/10-EF1a-DIO-mCherry

光纤

PBel

Fos^{TVA}小鼠

(a)

(b)

图 5-5　对 2MT 激活的 PBel 神经元的特异性标记

（a）病毒注射与光纤植入示意图；（b）ChR2 在 PBel 表达情况的代表性图像

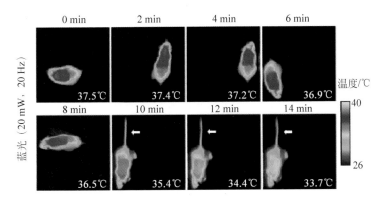

图 5-6　光激活 2MT 激活的 PBel 神经元胞体时小鼠的热成像图

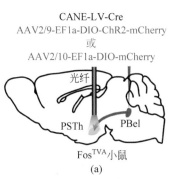

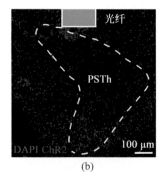

图 5-10 光激活投射到 PSTh 的 2MT 激活的 PBel 神经元轴突末梢

（a）病毒注射与光纤植入示意图；（b）PBel 轴突末梢的代表性图像

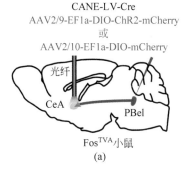

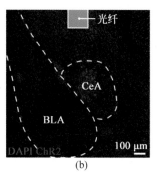

图 5-13 光激活投射到 CeA 的 2MT 激活的 PBel 神经元轴突末梢

（a）病毒注射与光纤植入示意图；（b）PBel 轴突末梢的代表性图像

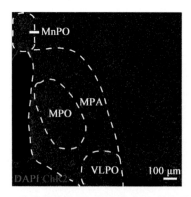

图 5-16 POA 脑区没有 2MT 激活的 PBel 神经元的轴突末梢

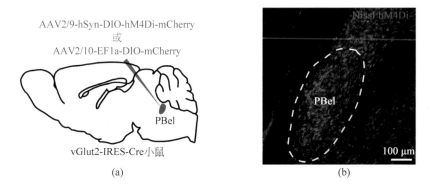

图 5-17　化学遗传学抑制 PBel 谷氨酸能神经元

（a）病毒注射示意图；（b）hM4Di 在 PBel 表达情况的代表性图像

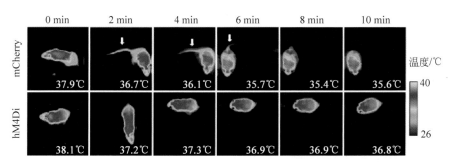

图 5-18　化学抑制 PBel 谷氨酸能神经元后小鼠在 2MT 刺激下的热成像图

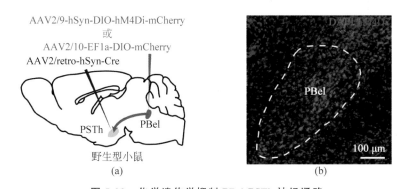

图 5-22　化学遗传学抑制 PBel-PSTh 神经通路

（a）病毒注射示意图；（b）hM4Di 在 PBel 表达情况的代表性图像

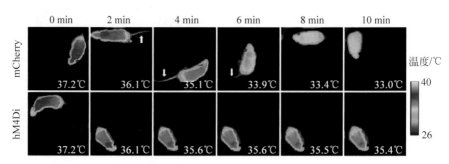

图 5-23　化学遗传学抑制 PBel-PSTh 神经通路后小鼠在 2MT 刺激下的热成像图

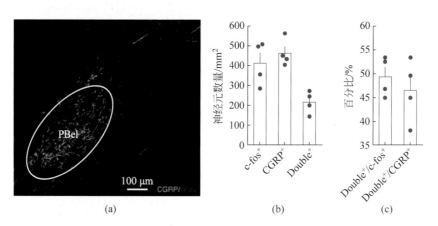

(a) (b) (c)

图 6-5　PBel 中 2MT 引起的 c-fos 表达与 CGRP 阳性神经元的代表性图像和定量分析

（a）2MT 引起的 c-fos 表达与 CGRP 阳性神经元在 PBel 的代表性图像；（b）PBel 中 2MT 引起的 c-fos 表达与 CGRP 阳性神经元的密度统计；（c）c-fos 与 CGRP 双阳性的神经元比例。误差线为±标准误差（SEM）

清华大学优秀博士学位论文丛书

2MT引起的先天恐惧性
体温降低现象的神经机制

刘灿（Liu Can）著

The Neural Mechanism of Innate Fear
Associated Hypothermia Under 2MT Stimulation

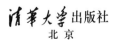
清华大学出版社
北京

内 容 简 介

恐惧性行为指的是动物体在遇到危险时所表现出的一系列自发的防御反应,是生物体进化出的一种面对危险时高效的自我保护机制。本书利用可以引起小鼠超强先天性恐惧反应的化合物 2MT 在小鼠上建立了一个先天恐惧诱导的急性体温降低现象的行为范式,并综合运用神经束逆向追踪技术、光遗传学、化学遗传学、神经毒素抑制、组织学染色方法和体温记录系统,研究了 2MT 刺激下所产生的先天恐惧性体温降低现象背后的神经环路机制。本书可作为相关专业科研人员、教师和研究生的参考书,也可供相关领域高级工程技术人员阅读和参考。

图书在版编目(CIP)数据

2MT 引起的先天恐惧性体温降低现象的神经机制 / 刘灿著. -- 北京:清华大学出版社,2025. 2. --(清华大学优秀博士学位论文丛书). -- ISBN 978-7-302-67961-5

Ⅰ. R749.99

中国国家版本馆 CIP 数据核字第 2025HC0425 号

责任编辑:王 倩
封面设计:傅瑞学
责任校对:赵丽敏
责任印制:杨 艳

出版发行:清华大学出版社
    网 址:https://www.tup.com.cn,https://www.wqxuetang.com
    地 址:北京清华大学学研大厦 A 座   邮 编:100084
    社 总 机:010-83470000   邮 购:010-62786544
    投稿与读者服务:010-62776969,c-service@tup.tsinghua.edu.cn
    质量反馈:010-62772015,zhiliang@tup.tsinghua.edu.cn
印 装 者:三河市东方印刷有限公司
经 销:全国新华书店
开 本:155mm×235mm 印 张:7.75 插 页:8 字 数:148 千字
版 次:2025 年 3 月第 1 版   印 次:2025 年 3 月第 1 次印刷
定 价:69.00 元

产品编号:105931-01

一流博士生教育
体现一流大学人才培养的高度(代丛书序)^①

　　人才培养是大学的根本任务。只有培养出一流人才的高校,才能够成为世界一流大学。本科教育是培养一流人才最重要的基础,是一流大学的底色,体现了学校的传统和特色。博士生教育是学历教育的最高层次,体现出一所大学人才培养的高度,代表着一个国家的人才培养水平。清华大学正在全面推进综合改革,深化教育教学改革,探索建立完善的博士生选拔培养机制,不断提升博士生培养质量。

学术精神的培养是博士生教育的根本

　　学术精神是大学精神的重要组成部分,是学者与学术群体在学术活动中坚守的价值准则。大学对学术精神的追求,反映了一所大学对学术的重视、对真理的热爱和对功利性目标的摒弃。博士生教育要培养有志于追求学术的人,其根本在于学术精神的培养。

　　无论古今中外,博士这一称号都和学问、学术紧密联系在一起,和知识探索密切相关。我国的博士一词起源于 2000 多年前的战国时期,是一种学官名。博士任职者负责保管文献档案、编撰著述,须知识渊博并负有传授学问的职责。东汉学者应劭在《汉官仪》中写道:"博者,通博古今;士者,辩于然否。"后来,人们逐渐把精通某种职业的专门人才称为博士。博士作为一种学位,最早产生于 12 世纪,最初它是加入教师行会的一种资格证书。19 世纪初,德国柏林大学成立,其哲学院取代了以往神学院在大学中的地位,在大学发展的历史上首次产生了由哲学院授予的哲学博士学位,并赋予了哲学博士深层次的教育内涵,即推崇学术自由、创造新知识。哲学博士的设立标志着现代博士生教育的开端,博士则被定义为独立从事学术研究、具备创造新知识能力的人,是学术精神的传承者和光大者。

　　① 本文首发于《光明日报》,2017 年 12 月 5 日。

博士生学习期间是培养学术精神最重要的阶段。博士生需要接受严谨的学术训练，开展深入的学术研究，并通过发表学术论文、参与学术活动及博士论文答辩等环节，证明自身的学术能力。更重要的是，博士生要培养学术志趣，把对学术的热爱融入生命之中，把捍卫真理作为毕生的追求。博士生更要学会如何面对干扰和诱惑，远离功利，保持安静、从容的心态。学术精神，特别是其中所蕴含的科学理性精神、学术奉献精神，不仅对博士生未来的学术事业至关重要，对博士生一生的发展都大有裨益。

独创性和批判性思维是博士生最重要的素质

博士生需要具备很多素质，包括逻辑推理、言语表达、沟通协作等，但是最重要的素质是独创性和批判性思维。

学术重视传承，但更看重突破和创新。博士生作为学术事业的后备力量，要立志于追求独创性。独创意味着独立和创造，没有独立精神，往往很难产生创造性的成果。1929 年 6 月 3 日，在清华大学国学院导师王国维逝世二周年之际，国学院师生为纪念这位杰出的学者，募款修造"海宁王静安先生纪念碑"，同为国学院导师的陈寅恪先生撰写了碑铭，其中写道："先生之著述，或有时而不章；先生之学说，或有时而可商；惟此独立之精神，自由之思想，历千万祀，与天壤而同久，共三光而永光。"这是对于一位学者的极高评价。中国著名的史学家、文学家司马迁所讲的"究天人之际，通古今之变，成一家之言"也是强调要在古今贯通中形成自己独立的见解，并努力达到新的高度。博士生应该以"独立之精神、自由之思想"来要求自己，不断创造新的学术成果。

诺贝尔物理学奖获得者杨振宁先生曾在 20 世纪 80 年代初对到访纽约州立大学石溪分校的 90 多名中国学生、学者提出："独创性是科学工作者最重要的素质。"杨先生主张做研究的人一定要有独创的精神、独到的见解和独立研究的能力。在科技如此发达的今天，学术上的独创性变得越来越难，也愈加珍贵和重要。博士生要树立敢为天下先的志向，在独创性上下功夫，勇于挑战最前沿的科学问题。

批判性思维是一种遵循逻辑规则、不断质疑和反省的思维方式，具有批判性思维的人勇于挑战自己，敢于挑战权威。批判性思维的缺乏往往被认为是中国学生特有的弱项，也是我们在博士生培养方面存在的一个普遍问题。2001 年，美国卡内基基金会开展了一项"卡内基博士生教育创新计划"，针对博士生教育进行调研，并发布了研究报告。该报告指出：在美国和欧洲,培养学生保持批判而质疑的眼光看待自己、同行和导师的观点同样非常不容易,批判性思维的培养必须成为博士生培养项目的组成部分。

对于博士生而言,批判性思维的养成要从如何面对权威开始。为了鼓励学生质疑学术权威、挑战现有学术范式,培养学生的挑战精神和创新能力,清华大学在2013年发起"巅峰对话",由学生自主邀请各学科领域具有国际影响力的学术大师与清华学生同台对话。该活动迄今已经举办了21期,先后邀请17位诺贝尔奖、3位图灵奖、1位菲尔兹奖获得者参与对话。诺贝尔化学奖得主巴里·夏普莱斯(Barry Sharpless)在2013年11月来清华参加"巅峰对话"时,对于清华学生的质疑精神印象深刻。他在接受媒体采访时谈道:"清华的学生无所畏惧,请原谅我的措辞,但他们真的很有胆量。"这是我听到的对清华学生的最高评价,博士生就应该具备这样的勇气和能力。培养批判性思维更难的一层是要有勇气不断否定自己,有一种不断超越自己的精神。爱因斯坦说:"在真理的认识方面,任何以权威自居的人,必将在上帝的嬉笑中垮台。"这句名言应该成为每一位从事学术研究的博士生的箴言。

提高博士生培养质量有赖于构建全方位的博士生教育体系

一流的博士生教育要有一流的教育理念,需要构建全方位的教育体系,把教育理念落实到博士生培养的各个环节中。

在博士生选拔方面,不能简单按考分录取,而是要侧重评价学术志趣和创新潜力。知识结构固然重要,但学术志趣和创新潜力更关键,考分不能完全反映学生的学术潜质。清华大学在经过多年试点探索的基础上,于2016年开始全面实行博士生招生"申请-审核"制,从原来的按照考试分数招收博士生,转变为按科研创新能力、专业学术潜质招收,并给予院系、学科、导师更大的自主权。《清华大学"申请-审核"制实施办法》明晰了导师和院系在考核、遴选和推荐上的权力和职责,同时确定了规范的流程及监管要求。

在博士生指导教师资格确认方面,不能论资排辈,要更看重教师的学术活力及研究工作的前沿性。博士生教育质量的提升关键在于教师,要让更多、更优秀的教师参与到博士生教育中来。清华大学从2009年开始探索将博士生导师评定权下放到各学位评定分委员会,允许评聘一部分优秀副教授担任博士生导师。近年来,学校在推进教师人事制度改革过程中,明确教研系列助理教授可以独立指导博士生,让富有创造活力的青年教师指导优秀的青年学生,师生相互促进、共同成长。

　　在促进博士生交流方面，要努力突破学科领域的界限，注重搭建跨学科的平台。跨学科交流是激发博士生学术创造力的重要途径，博士生要努力提升在交叉学科领域开展科研工作的能力。清华大学于 2014 年创办了"微沙龙"平台，同学们可以通过微信平台随时发布学术话题，寻觅学术伙伴。3 年来，博士生参与和发起"微沙龙"12 000 多场，参与博士生达 38 000 多人次。"微沙龙"促进了不同学科学生之间的思想碰撞，激发了同学们的学术志趣。清华于 2002 年创办了博士生论坛，论坛由同学自己组织，师生共同参与。博士生论坛持续举办了 500 期，开展了 18 000 多场学术报告，切实起到了师生互动、教学相长、学科交融、促进交流的作用。学校积极资助博士生到世界一流大学开展交流与合作研究，超过 60% 的博士生有海外访学经历。清华于 2011 年设立了发展中国家博士生项目，鼓励学生到发展中国家亲身体验和调研，在全球化背景下研究发展中国家的各类问题。

　　在博士学位评定方面，权力要进一步下放，学术判断应该由各领域的学者来负责。院系二级学术单位应该在评定博士论文水平上拥有更多的权力，也应担负更多的责任。清华大学从 2015 年开始把学位论文的评审职责授权给各学位评定分委员会，学位论文质量和学位评审过程主要由各学位分委员会进行把关，校学位委员会负责学位管理整体工作，负责制度建设和争议事项处理。

　　全面提高人才培养能力是建设世界一流大学的核心。博士生培养质量的提升是大学办学质量提升的重要标志。我们要高度重视、充分发挥博士生教育的战略性、引领性作用，面向世界、勇于进取，树立自信、保持特色，不断推动一流大学的人才培养迈向新的高度。

清华大学校长

2017 年 12 月

丛书序二

以学术型人才培养为主的博士生教育，肩负着培养具有国际竞争力的高层次学术创新人才的重任，是国家发展战略的重要组成部分，是清华大学人才培养的重中之重。

作为首批设立研究生院的高校，清华大学自 20 世纪 80 年代初开始，立足国家和社会需要，结合校内实际情况，不断推动博士生教育改革。为了提供适宜博士生成长的学术环境，我校一方面不断地营造浓厚的学术氛围，另一方面大力推动培养模式创新探索。我校从多年前就已开始运行一系列博士生培养专项基金和特色项目，激励博士生潜心学术、锐意创新，拓宽博士生的国际视野，倡导跨学科研究与交流，不断提升博士生培养质量。

博士生是最具创造力的学术研究新生力量，思维活跃，求真求实。他们在导师的指导下进入本领域研究前沿，汲取本领域最新的研究成果，拓宽人类的认知边界，不断取得创新性成果。这套优秀博士学位论文丛书，不仅是我校博士生研究工作前沿成果的体现，也是我校博士生学术精神传承和光大的体现。

这套丛书的每一篇论文均来自学校新近每年评选的校级优秀博士学位论文。为了鼓励创新，激励优秀的博士生脱颖而出，同时激励导师悉心指导，我校评选校级优秀博士学位论文已有 20 多年。评选出的优秀博士学位论文代表了我校各学科最优秀的博士学位论文的水平。为了传播优秀的博士学位论文成果，更好地推动学术交流与学科建设，促进博士生未来发展和成长，清华大学研究生院与清华大学出版社合作出版这些优秀的博士学位论文。

感谢清华大学出版社，悉心地为每位作者提供专业、细致的写作和出版指导，使这些博士论文以专著方式呈现在读者面前，促进了这些最新的优秀研究成果的快速广泛传播。相信本套丛书的出版可以为国内外各相关领域或交叉领域的在读研究生和科研人员提供有益的参考，为相关学科领域的发展和优秀科研成果的转化起到积极的推动作用。

　　感谢丛书作者的导师们。这些优秀的博士学位论文，从选题、研究到成文，离不开导师的精心指导。我校优秀的师生导学传统，成就了一项项优秀的研究成果，成就了一大批青年学者，也成就了清华的学术研究。感谢导师们为每篇论文精心撰写序言，帮助读者更好地理解论文。

　　感谢丛书的作者们。他们优秀的学术成果，连同鲜活的思想、创新的精神、严谨的学风，都为致力于学术研究的后来者树立了榜样。他们本着精益求精的精神，对论文进行了细致的修改完善，使之在具备科学性、前沿性的同时，更具系统性和可读性。

　　这套丛书涵盖清华众多学科，从论文的选题能够感受到作者们积极参与国家重大战略、社会发展问题、新兴产业创新等的研究热情，能够感受到作者们的国际视野和人文情怀。相信这些年轻作者们勇于承担学术创新重任的社会责任感能够感染和带动越来越多的博士生，将论文书写在祖国的大地上。

　　祝愿丛书的作者们、读者们和所有从事学术研究的同行们在未来的道路上坚持梦想，百折不挠！在服务国家、奉献社会和造福人类的事业中不断创新，做新时代的引领者。

　　相信每一位读者在阅读这一本本学术著作的时候，在汲取学术创新成果、享受学术之美的同时，能够将其中所蕴含的科学理性精神和学术奉献精神传播和发扬出去。

清华大学研究生院院长

2018 年 1 月 5 日

摘　要

在早期的观察中，人们在其他动物中发现了与人类类似的情绪表达，这使得在其他动物中进行对情绪的研究成为可能。恐惧就是这样一种已经在啮齿动物中被广泛研究的情绪。在神经科学领域，恐惧反应是指机体在遇到危险时所做出的一系列自发的防御反应和生理变化。恐惧所导致的体温变化就是其中一种重要的生理适应现象。因此，对恐惧性的体温变化现象背后的神经生物学机制的研究能帮助我们更好地理解恐惧的本质。

恐惧性体温降低的现象最早是在实验兔子上观测到的，研究者们发现实验兔子会在受到约束刺激后出现耳朵温度升高，直肠温度降低的现象。之后，研究者们在啮齿类动物大鼠身上也观察到了约束刺激所导致的体温降低现象。同样，人类也常常用"毛骨悚然"这样表示寒冷的词来形容极端的恐惧感受，这说明这种恐惧性的体温降低现象是一种在生物进化中保守的本能行为。但是引起这种恐惧性体温降低现象具体的恐惧信号是什么，其感知途径是什么，其发生的神经机制是什么，以及其存在的意义是什么，目前并不清楚。

本书利用体温记录系统记录了噻唑啉相关的恐惧诱导化合物 2MT 刺激下小鼠的体温变化情况，发现在野生型小鼠中，2MT 可引起尾巴温度升高和体温降低现象，但在 $Trpa1^{-/-}$ 小鼠中却没有。2MT 刺激引起野生型小鼠丘脑下旁核（PSTh）、外侧臂旁核外侧部分（PBel）和孤束核（NTS）的 c-fos 表达增多。破伤风毒素轻链（TeLC）介导的 PSTh-NTS 神经通路的失活抑制了 2MT 刺激引起的体温降低现象。光激活 PSTh-RNTS 神经通路引发了急性尾巴温度升高和体温降低现象。此外，通过捕捉激活的神经元群（CANE），选择性地光激活 2MT 激活的 PBel 神经元会导致体温降低。相反，化学抑制 PBel 或 PSTh 中 vGlut2 阳性神经元或投射到 PSTh 的 PBel 神经元减弱了 2MT 引起的尾巴温度升高和体温降低现象。这些研究发现，PSTh 是一个连接 PBel 和 NTS 的情绪性体温调节中枢，介导了 2MT 引起的先天恐惧相关的尾血管舒张和体温降低现象。

　　综上所述,本书建立了一个通过 2MT 诱导的急性恐惧性体温降低现象的行为范式。并通过对其背后神经机制的研究,确定了 PBel-PSTh-RNTS 这一诱导先天恐惧性尾血管舒张和体温降低现象的神经通路。

关键词:2MT;*Trpa1*;先天性恐惧;体温降低

Abstract

Animals were found to show the similar emotional behaviors as human in early observations. This fact makes it possible to study emotions in animal models. Fear is such a kind of emotion that has been studied extensively in rodents. In the field of neuroscience, fear response refers to a series of spontaneous defensive responses and physiological changes when facing danger. The change in body temperature caused by fear is one of the important physiological adaptations. Therefore, the study of the neural mechanism under fear-induced temperature changes will improve our understanding on the nature of fear.

Fear-induced hypothermia was first observed in experimental rabbits. Researchers observed an increase in the ear temperature and a decrease in the rectal temperature after restricted stimulation. In rats, researchers observed a similar change of body temperature caused by restraint. Similarly, we humans often use words like "spine chilling" to describe extreme feelings of fear. This suggests that fear-induced hypothermia is an instinctive behavior conserved in evolution. However, it is not clear what the hypothermia inducing signal is, what the sensory pathway is, what the neural mechanism is, and what the significance of its existence is.

In this study, temperature changes of mice were observed under thiazoline-related innate fear-inducing compound 2MT stimulation. We found that 2MT induced increased tail temperature and decreased body temperature in wild-type mice, but not in $Trpa1^{-/-}$ mice. 2MT induced increased expression of c-fos in the posterior subthalamic nucleus (PSTh), lateral parabrachial nucleus, external part (PBel) and nucleus of the solitary tract (NTS) in wild-type mice. Tetanus toxin light chain

（TeLC）-mediated inactivation of the PSTh-NTS pathway inhibits hypothermia induced by 2MT stimulation. Photoactivation of the PSB-RNTS neural pathway triggers acute tail temperature elevation and hypothermia. In addition, selective photoactivation of 2MT activated PBel neurons by capturing activated neuronal ensemble （CANE） leads to hypothermia. Conversely, chemical inhibition of vGlut2+ neurons in PBel or PSTh or PBel neurons projected to PSTh attenuated the tail temperature increase and hypothermia induced by 2MT. These findings suggest that PSTh, an emotional thermoregulatory center, connecting PBel and NTS and mediates tail vasodilation and hypothermia under 2MT stimulation.

In summary, we establish a behavioral paradigm for innate fear induced hypothermia by 2MT. By studying the neural mechanism of it, we identified the neural pathway of PBEL-PSB-RNTS, which induces innate fear induced tail vasodilation and hypothermia.

Keywords: 2MT; *Trpa1*; innate fear; hypothermia

符号与缩略词说明

2MT	2-methyl-2-thiazoline	2-甲基-2-噻唑啉
CANE	capturing activated neuronal ensemble	捕捉激活神经元集群系统
CeA	central amygdaloid nucleus	中央杏仁核
CNA	cinnamaldehyde	肉桂醛
CNTS	nucleus of the solitary tract，caudal part	尾端孤束核
NTS	nucleus of the solitary tract	孤束核
PBel	parabrachial Nucleus，external part	外侧臂旁核外侧部分
POA	preoptic area	视前区
PSTh	posterior subthalamic nucleus	丘脑下旁核
RNTS	nucleus of the solitary tract，rostral part	喙端孤束核
tFOs	thiazoline-related fear odors	噻唑啉相关的恐惧诱导化合物
TMT	2，3，5-trimethyl-3-thiazoline	2,3,5-三甲基-3-噻唑啉

目　录

第1章 前　言

1.1　问题的提出

自从 1859 年达尔文(Darwin)的《物种起源》出版后,以"物竞天择,适者生存"为代表的进化论观点已经广为人知。在生存斗争中,具有有利性状的个体有更高的概率在生存斗争中获胜而继续生存繁衍,反之,具有不利性状的个体则更可能在生存斗争中失败而被淘汰。所以凡是在漫长生存斗争中保留下来的性状都是适应环境和有益于生物生存的。情绪也是这样的一种生物性状。

人类具有丰富的情感,那么,与动物相比,情绪与情绪性行为是人类所特有的一种性状吗?达尔文在其 1872 年出版的著作《人与动物的情感表达》中首次从生物学的角度将情绪的起源与动物的行为联系起来,描述了许多人与动物共有的情绪性行为,比如在惊讶时扬起眉毛,在挑衅的冷笑时扬起上唇。这些人与动物共有的情感表达行为提示我们,人类的情绪与情绪性行为本质上和其他动物一样,是一种在生存斗争中所保留下来的本能行为。这一观点为我们在动物模型上研究情绪与情绪性行为的起源与发生机制打下了基础。至此,各种情绪与情绪性行为的发生机制以及其对生物的生存意义成为生物学领域中一个非常重要的问题。

1.2　研究背景及意义

为了研究各种情绪性行为的发生机制,首先需要对各种情绪下的特征性行为进行系统性地描述与鉴定。其中恐惧情绪是最早被系统性描述并研究的一种代表性的情绪。恐惧性行为指的是动物在遇到危险时所表现出的一系列自发的防御反应,是生物体进化出的一种面对危险时高效的自我保护机制。

恐惧可分为先天恐惧（innate fear）和后天恐惧（或习得性恐惧，conditioned or learned fear）。先天恐惧指的是不依赖过去的经历或记忆就能引起的恐惧反应，这些恐惧反应与生俱来且难以消除；后天恐惧是指那些依赖于过去经历或记忆的恐惧反应，会随着时间的流逝而渐渐消失，称作恐惧记忆消退（fear extinction）[1]。

1908 年，美国心理学家威廉·麦独孤（William McDougall）在其著作《社会心理学导论》中首次描述了在恐惧、愤怒和厌恶情绪下所表现出的各种本能行为。其后，1915 年美国生理学家沃尔特·坎农（Walter B. Cannon）在其著作 Bodily Changes in Pain，Hunger，Fear and Rage 中详细描述了在情绪激动的背景下所发生的身体变化，并首次提出了在恐惧情绪下的特征行为"逃跑或战斗（flight or fight）"。在随后的动物研究中，研究者们发现面对威胁，生物体会表现出一系列的防御行为（defensive behavior），这一系列的防御行为在包括人类的多种哺乳动物中高度保守，被称为防御级联反应（defensive cascade）。它包含了觉醒（arousal）、战斗或逃跑（fight or flight）、冻结（freezing）和崩溃性静止（tonic immobility）这四个阶段。不同阶段的防御行为由中枢神经系统（central nervous system，CNS）与其调控的多种外周器官所调控[2]。

觉醒、战斗或逃跑、冻结和崩溃性静止的状态由防御级联网络的不同结构和路径的神经活动所产生。觉醒是面对危险激活防御级联的第一步，此时下丘脑通路的激活、促进促肾上腺皮质激素（adrenocorticotropic hormone，ACTH）的分泌，以及同时调控一系列心血管系统的活动，使机体进入警觉状态。战斗或逃跑行为涉及下丘脑和外侧导水管周围灰质（lateral periaqueductal gray，LPAG）的激活。而冻结行为涉及多种通路的激活，如下丘脑通路、背侧运动核（the dorsal motor nucleus，DMN）的迷走神经通路（抑制交感神经的激活）、外侧中脑导水管周围灰质（LPAG），以及腹外侧导水管周围灰质（lateral periaqueductal gray，ventral part；vlPAG）（抑制外侧导水管周围灰质的激活）。崩溃性静止包括来自背侧运动核（DMN）的迷走神经通路和腹外侧导水管周围灰质（vlPAG）通路的激活。在崩溃性静止状态下，下丘脑通路不被激活。

在不同的场景下，动物体会产生不同的防御反应。在啮齿类动物的研究中，防御反应又可分为主动防御和被动防御，这两种防御策略的转换由中央杏仁核（central amygdaloid nucleus，CeA）的神经元所调控[3]。恐惧情绪还会导致生物体产生一系列生理指标的改变。恐惧情绪会引起心血管系统产生一系列自发的适应性反应，如增强肾上腺素分泌，让机体做好准备以面对即将到来的威胁。这些心血管反应和激素分泌又会进一步在动物体内导致各种生理指标的改变，如体温升高（hyperthermia）或体温降低（hypothermia）。主动的防御策略通常伴随着交感神经系统的激活，从而引起心率升高，血压升高和活动增加。与之相反，被动的防御策略通常伴随着副交感神经系统的激活，从而引起心率降低，血压降低和活动减少[1]。

另外，当生物体处于防御级联反应的不同阶段时，其生理状况也不相同。比如，在恐惧反应中，体温升高现象是紧张和焦虑的一种体现，通常是由交感神经系统激活所引起，这代表着生物体对即将到来危险的觉醒。而在某些极端危险的情况下，动物体会出现崩溃性静止的状态，如部分动物的假死现象，这时生物体内交感神经系统活性被抑制而副交感神经系统活性增强，从而产生心率降低，呼吸减缓，体温降低的现象，严重时可导致死亡[2]。

为了进一步理解这些恐惧情绪所驱动的特定行为的神经机制，多年来科学家们建立了许多恐惧相关的行为范式来研究特定行为背后的神经机制，如在阴影测试（looming test）中所发现的中脑上丘（superior colliculus，SC）启动小鼠对上方阴影所产生的逃跑和冻结行为[4-5]；利用捕食者气味分子 2MT 所发现的中央杏仁核（CeA）调控的小鼠面临威胁时所引起的冻结行为[6]。

关于恐惧引起的体温升高现象背后的神经机制，之前的研究已经揭示了一条从下丘脑到延髓的起关键作用的神经环路。这条神经环路通过调控交感神经系统中枢苍白球前侧（raphe pallidus nucleus，rRPa）和椎体旁侧（parapyramidal nucleus of raphe，PaPy）脑区来调控褐色脂肪组织（brown adipose tissue，BAT）交感神经的活性，增强褐色脂肪组织的产热作用来引起体温升高[7]。

而关于恐惧引起的体温降低现象，仅有一些年代久远的描述性工作。人们在很久之前就发现，实验兔子会在受约束（restricted）时出现体温降低的反应，这种体温降低的反应可在训练后被减弱。在兔子身体上观察到的这种现象被认为是一种恐惧性的体温降低现象。1950 年，一项研究发现，自由活动的兔子，在受到约束时其呼吸频率会增加且耳朵温度会显著升高。与此同时，受约束兔子的直肠温度会逐渐降低。待呼吸平稳，耳朵温度恢复后,直肠温度降低的现象也会停止,并逐渐恢复[8]。

除实验兔子外,恐惧性的体温降低现象在实验大鼠中也有报道。人们发现,大鼠会在被固定的情形下出现体温降低现象,且这种现象的产生可能是由大脑的 5-羟色胺系统所介导[9]。

而在一些极端危险的情况下,许多动物会采取一种假死的防御策略,这种假死的状态也通常伴随着体温降低、心率减缓等生理状态的改变。但恐惧性体温降低现象背后关键的神经机制与其对生物生存的意义目前并不清楚。

1.3   文 献 综 述

该节以信号-感知-行为的发生顺序,介绍了啮齿类模型生物中的多种先天性恐惧信号及其对应的感知系统、信号感知与传递的分子神经机制以及最终产生行为的神经环路机制。首先,探讨了恐惧信号的多种感知途径和有代表性的恐惧行为范式,并着重介绍了本书中所使用的捕食者气味分子 2-甲基-2-噻唑啉(2-methyl-2-thiazoline,2MT)的发展与由来,其次,介绍了几种经典的瞬时受体电位 TRP(transient receptor potential)离子通道所介导的感知功能,并着重探讨了 TRPA1(transient receptor potential ankyrin 1)离子通道在感知这一类捕食者气味分子中起到的关键作用,最后回顾了已知的恒温动物感知环境温度调控体温变化的神经环路机制。鉴于 TRP 离子通道在多种情形下对恐惧信号感知与温度感知的重要作用,推测恐惧所诱导的体温调控过程可能也有 TRP 离子通道的参与。

1.3.1   先天性恐惧信号及其感知

在自然界中,诱发动物产生先天性恐惧反应的威胁主要有三种:捕食者、攻击性的同类,以及身体内部的不适(如疼痛、缺氧等)。所有先天性恐惧信号的感知都是通过不同的感官系统来实现的,包括嗅觉、视觉、听觉和体感。许多研究表明,来自单一感官的信号,如捕食者的气味、头顶移动的阴影等,都足以独立地诱导先天性恐惧反应的产生。

1.3.1.1   嗅觉恐惧信号及其感知

与人类相比,啮齿类动物主要依靠嗅觉来探测周围环境。一些研究发现,来自捕食者的唾液、尿液、粪便等身体分泌物的气味[10],以及来自攻击性同类的气味[11-13]能够引起啮齿类动物明显的恐惧防御反应。如从狐狸粪便中提取的捕食者气味分子 2,3,5-三甲基-3-噻唑啉(2,3,5-trimethyl-3-thiazoline,TMT)可以引起小鼠明显的冻结反应[13],雄性性成熟同类尿液中的主要尿蛋白(major urinary protein,MUP)可以显著增加小鼠的攻击性行为[14],捕食者(如猫或大鼠)尿液中的主要尿蛋白则可以显著增加小鼠的回避性行为[12]。这些气味信号的检测依赖于主嗅觉系统(main olfactory system,MOS)和辅助嗅觉系统(accessory olfactory system,AOS)。

在啮齿类动物中,来自捕食者的气味一般是由主嗅觉系统来感知的,而来自同类或天敌尿液、泪液及皮肤分泌物中的外激素(pheromone)一般是由辅助嗅觉系统来感知的。如图 1-1 所示。

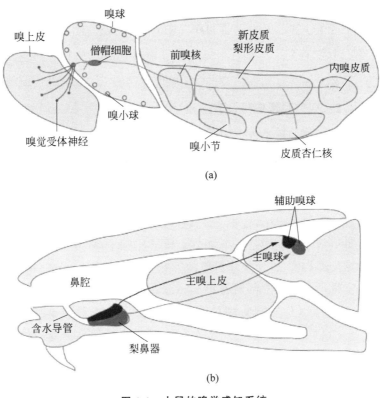

(a)

(b)

图 1-1　小鼠的嗅觉感知系统

(a)小鼠的主嗅觉系统(MOS)示意图;(b)小鼠的辅助嗅觉系统(AOS)示意图

　　主嗅觉系统通过位于嗅上皮的感觉神经元来检测挥发性气味,这些嗅上皮的感觉神经元进一步投射到位于主嗅球(main olfactory bulb,MOB)上的被称为嗅小球的特定结构,再由位于嗅球上的僧帽细胞(mitral cell)通过远程轴突将嗅觉信息传入多个嗅皮质区域,包括前嗅核、梨形皮质、嗅小节、皮质杏仁核以及内嗅皮质。而辅助嗅觉系统则通过位于鼻中隔基部一种化学感受结构——犁鼻器(vomeronasal organ,VNO)来检测液相的气味信息,表达 V1R 和 V2R 家族受体的 VNO 神经元分别将其轴突投射到副嗅球的前端和后端,进而将气味信息传入大脑。

　　在狐狸气味分子 TMT 引起的恐惧反应中,TMT 分子最先由鼻上皮神经元感知,鼻上皮神经元进一步投射到位于后背侧嗅球的僧帽细胞[15-16],僧帽细胞再进一步投射到前皮质杏仁核(nucleus of the cortical amygdala,CoA)[17],引起小鼠的恐惧性行为。而同类或天敌主要尿蛋白(MUP)的感知则依赖于 VNO 神经元中一类叫作 TRPC2 的特定 TRP 离子通道,敲除 *Trpc2* 基因的小鼠会丧失对入侵雄性同类的攻击行为以及对天敌尿液的回避性行为[12]。

1.3.1.2　视觉恐惧信号及其感知

　　啮齿类动物会对视野上方阴影产生一系列恐惧防御反应,包括逃跑、寻求庇护和冻结反应[18-19]。在实验室中,通常通过在小鼠笼子顶部的屏幕上显示一个不断扩大的圆形阴影或者一个移动的条状阴影来模拟自然状态下猛禽接近的情景,从而引起小鼠逃跑或冻结的恐惧反应,这类行为范式被称为阴影测试。在自然界中,视觉是发现这类威胁的唯一有效途径。

　　视觉恐惧信号的感知是一个复杂的神经过程,涉及多个脑区的协同工作。在啮齿类动物中,位于眼球后部的视网膜神经节细胞(retinal ganglion cell)接收并整合视网膜上的所有视觉信号,其神经轴交汇于视交叉(optic chiasm)并将其轴突投射到眼球对侧的外膝体(lateral geniculate nucleus,LGN)。外膝体是视觉意识传输的中继站,会将视觉信息换元后传输至视皮层(visual cortex),从而形成丰富的视觉感受。同时,视网膜神经节细胞还会将视觉信息直接传递到上丘(SC)。上丘是一个在脊椎动物进化过程中高度保守的初级视觉中枢。上丘是中脑的一部分,能够整合来自视网膜的简单视觉信息,如物体的相对位置和视觉威胁的感知;并发出运动指令,产生与本能行为和认知行为相关的特定输出,如参与控制反射性眼动和头部运动。如图 1-2 所示。

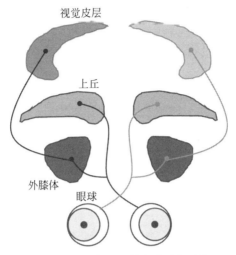

视觉皮层

上丘

外膝体

眼球

图 1-2　啮齿类动物的视觉感知系统

在阴影测试所引起的小鼠逃跑或冻结的恐惧反应中,头顶迫近的阴影刺激会激活位于小鼠浅层上丘的小清蛋白(parvalbumin,PV)阳性的神经元,上丘的 PV$^+$ 神经元会将这种视觉威胁信息传递到下游的二叠体旁核(parabigeminal nucleus,PBGN)和外侧丘脑后核(lateral posterior thalamic nucleus,LPTN),进而触发小鼠逃跑和冻结或者单纯冻结的恐惧防御反应[4-5]。

1.3.1.3　听觉恐惧信号及其感知

动物也经常依靠它们的听觉系统来探测危险,尤其是夜间活动的物种。在习得性恐惧(conditioned or learned fear)的行为范式中,听觉系统被广泛用于引发防御反应。研究者将中性声音与足部电击联系起来,对小鼠进行多次训练后,仅靠声音信号就可以引起小鼠强烈的冻结反应[20-21]。在某些条件下,特殊的听觉刺激本身也能诱发小鼠的先天性恐惧防御反应。例如,17～22 kHz 的超声波可以诱发小鼠的逃跑和冻结反应[22]。

在哺乳动物中,位于耳蜗的螺旋神经节神经元(spiral ganglion neuron)接收听觉信息并将其轴突投射到位于脑干的背侧和腹侧耳蜗核(cochlear nucleus)。背侧耳蜗核中的投射神经元将信息直接传送到中脑对侧的下丘(inferior colliculus),或经由外侧丘系核中的中间神经元中介再到下丘。腹侧耳蜗核中的投射神经元将信息传到脑干中同侧和对侧的上橄榄核（superior olivary nuclei），在此处来自左右耳的听觉信号首次被整合。上橄榄核神经元的投射也终止于下丘，后者是整合所有听觉信息的重要中枢。之后，听觉信息进一步从下丘传输到丘脑中的内侧膝状体核（medial geniculate nucleus），内侧膝状体核会投射到大脑皮质颞叶中的听皮质，形成丰富的听觉信息。如图 1-3 所示。

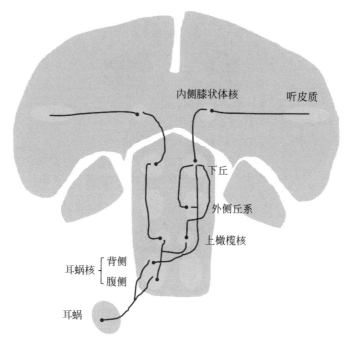

图 1-3　哺乳动物的听觉感知系统

目前，对声音诱发的先天性恐惧的神经环路研究较少，有研究发现 17~20 kHz 的超声波可以上调下丘区域（inferior colliculus）和背外侧的中脑导水管周围灰质（dorsolateral periaqueductal gray，dlPAG）的 c-fos 表达[22]。还有研究报道了听觉皮层—下丘—背外侧的中脑导水管周围灰质的神经环路介导了小鼠对声音的逃跑反应[23]。

1.3.1.4　体感恐惧信号及其感知

在所有感觉中，体感系统有着最大的感觉器官，包括所有的皮肤和肌肉。它响应的感觉刺激也丰富多样，包括机械、温度变化和化学刺激。从这些刺激中体感系统可以产生有关身体位置和运动的本体感觉（proprioception）、有关环境温度的温度感觉（thermosensation）、不同形式的触碰以及痛觉（nociception）、痒觉（pruriception）和对体内器官的内感觉（interoception）。体感系统也是动物感知外在威胁的重要途径。例如，对兔子、大鼠和小鼠进行束缚刺激（restricted stress）可以引起体温降低，心率变缓的恐惧性反应[8-9]。而伤害性的机械刺激则能直接激起小鼠的防御攻击行为[24]。体感系统也能感知机体内在的威胁，如窒息时，体感系统通过位于颈动脉体的血氧和二氧化碳感受器来检测窒息的发生[25]，从而产生强烈的恐惧反应。

在脊椎动物对外的体感系统中，所有神经元的胞体都位于沿脊髓平行分布的背根神经节（dorsal root ganglion，DRG）或脑干附近的三叉神经节（trigeminal ganglia）中，分别负责对身体和脸的感觉。每个感觉神经元只发出一条突起，该突起叉后形成一条从皮肤或肌肉收集信息的外周轴突和一条将信号发送到脊髓或脑干的中枢轴突。在感觉神经元附近，由机械、热或化学刺激产生的受体电位被转化为动作电位，动作电位沿外周和中枢轴突将感觉信息传入中枢神经系统（CNS）。对外体感系统中的触觉和对痛、痒和温度的感觉分别由两条并行的神经上行通路传入大脑。

位于 DRG 感知触觉的本体感觉神经元通过脊髓中的背柱通路（dorsal column pathway）将上行分支发送到延髓（medulla），组成直接的背柱通路。脊髓中的背角投射神经元（dorsal horn projection neuron）接收 DRG 的本体感觉神经元的信号，并发出沿背柱通路上行的轴突，与直接通路中的轴突终止于延髓中的同一区域，组成间接背柱通路。位于延髓的神经元接收到来自直接通路和间接通路的体感信息后，将其轴突投射到对侧丘脑。丘脑神经元再以拓扑映像的方式将触觉信息转继到初级体感皮质，形成体感信息。

除背柱通路外，触觉信息还可由不同的背角投射神经元转继，形成上行的脊颈束通路（spinocervical tract pathway）传入颈外侧核。再由颈外侧核将信息转继到对侧丘脑。如图 1-4 所示。

痛、痒和温度感觉主要由另一条上行通路介导。位于背角的投射神经元从感觉轴突接收输入，并将轴突发送到脊髓对侧，再沿对侧的前外侧柱通路（anterolateral colum pathway）上行。一部分外侧柱通路的轴突终止于对侧丘脑，在此将信息转继到初级体感皮质，形成痛、痒和温度感觉的位置信息。另一部分外侧柱通路的轴突与脑干中的臂旁核（parabrachial nucleus，PB）形成突触连接，臂旁核再将痛觉信息转继到杏仁核和下丘脑，引起自主神经系统对痛觉刺激的反应。杏仁核还将痛觉信息发送到岛叶皮

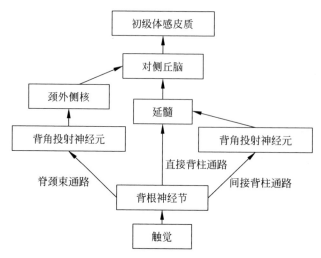

图 1-4　触觉信息的传递

质,引发痛觉的情感反应。前外侧柱通路在脑干中的另一目标是位于中脑的水管周围灰质(periaqueductal gray,PAG),形成下行的痛觉信号。如图 1-5 所示。

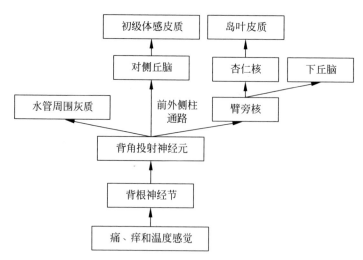

图 1-5　痛、痒和温度感觉信息的传递

对体内器官的内感觉主要由自主神经系统(autonomic nervous system)的三个分支——交感神经系统(sympathetic system)、副交感神经

系统(parasympathetic system)以及肠神经系统(enteric nervous system)
来进行反馈与调节。自主神经系统是一个多级调控系统,其一级控制源于
内脏感觉神经元(visceral sensory neuron)。部分内脏感觉神经元与体感神
经元一样位于背根神经节中,其外周轴突终止于内脏,其中枢轴突则终止于
脊髓内。这些神经元可通过孤束核(nucleus of the solitary tract,NTS)的
二级神经元传输信息。孤束核位于脑干尾侧,负责收集内脏器官感觉信息
以及味觉信息。第二种内脏感觉神经元位于与迷走神经相关的神经节中,
其外周轴突构成迷走神经的一部分并终止于各种器官,而其中枢轴突终止
于 NTS。NTS 在多个层级上为自主神经系统中的下丘脑、脑干自主神经
中心和自主神经系统的节前神经元(preganglionic neuron)提供输出反馈,
同时通过脑干中的臂旁核向丘脑和岛叶皮质(insular cortex)继续传输上行
信息。自主神经系统的中枢控制也涉及杏仁核(CeA)和下丘脑
(hypothalamus)这两个重要的结构。前者可调控机体应对恐惧和情绪化状
态的生理反应,后者可调控多种内分泌激素在体内的释放。如图 1-6 所示。

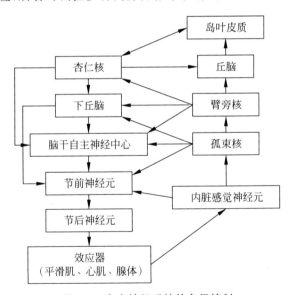

图 1-6　自主神经系统的多级控制

在伤害性的机械刺激诱发的小鼠防御攻击行为中,体感系统接收到的
疼痛信息传入大脑后经由外侧臂旁核(lateral parabrachial nucleus,LPBN)
和丘脑室旁核(paraventricular thalamic nucleus,PVT)传入位于下丘脑前

部的下丘脑前核（anterior hypothalamic nucleus，AHN），激活位于 AHN 的 vGAT 神经元。AHN 的 vGAT 神经元激活后，通过向腹外侧的中脑导水管周围灰质（ventrallateral periaqueductal gray，vlPAG）发送抑制性信号，抑制小鼠对天敌的本能恐惧，引起小鼠对天敌的偏好性攻击行为[24]。

而在窒息发生时，氧气浓度的变化会影响羟基化酶的活性，从而导致在 TRPA1 离子通道上所引起的脯氨酰基羟基化的程度发生改变，使得 TRPA1 离子通道在常氧条件下被抑制，而在缺氧条件下被激活。在缺氧条件下，TRPA1 离子通道的激活增强了迷走神经的放电强度[26]。另外，孤束核（NST）、外侧壁旁核（LPBN）、下丘脑尾部和腹外侧区域（caudal ventrolateral hypothalamus）也会在缺氧状态下被高度激活[27]，诱导恐慌性行为的产生。

1.3.2　一类高效的捕食者气味分子

长期以来，科学家们致力于发现单一、高效的，可以引起动物先天性恐惧行为的恐惧信号，从而研究其背后的分子神经机制。其中，得益于嗅觉感知系统对不同气味分子的特异性识别机制，使得我们可以从自然界中分离出特异的引起动物先天性恐惧反应的气味分子。从狐狸粪便中提取出的气味分子 2,3,5-三甲基-3-噻唑啉（TMT）就是这样的一个例子。通过对 TMT 化学结构的进一步研究，研究者们发现噻唑啉（thiazoline）是引起大鼠先天性恐惧反应的必要结构[28]，并由此开发了一系列噻唑啉相关的恐惧诱导化合物（thiazoline-related fear odors，tFOs），如 2-甲基-2-噻唑啉（2MT）[6]。这类人工合成的化学分子可以诱导小鼠产生强烈的先天恐惧反应[29-31]。

1.3.2.1　2,3,5-三甲基-3-噻唑啉（TMT）

TMT 是一种被广泛使用的捕食者气味分子，用来诱导啮齿类动物（如大鼠和小鼠）的先天性恐惧反应。它是从狐狸粪便中提取出来，且不存在于其他天敌（如狗和猫）粪便中的一种天然化合物，可以引起物种特异性的恐惧反应[32]。TMT 在多项研究中被证明能够引起小鼠和大鼠的先天性恐惧反应，例如引起小鼠的冻结行为、促进小鼠肾上腺皮质激素分泌[32]和让小鼠从睡梦中惊醒[33]。然而，在不同的研究中，TMT 引起的恐惧反应的程度差异很大，例如有的研究报道 TMT 可以引起大鼠超过 80％ 的冻结行为比率(freezing rate)[34],而有的研究完全没有观察到大鼠冻结行为的出现。这可能是因为不同研究者所使用的剂量和方法不同所导致的。例如有研究发现在黑暗熟悉的环境中,TMT 不会引起大鼠冻结行为的增加,而在明亮陌生的环境中会产生[35-36]。所以关于 TMT 是否是一种理想的捕食者气味分子至今仍有争论。

1.3.2.2　2-甲基-2-噻唑啉(2MT)

因为 TMT 引起恐惧反应的低效性,近期的一项研究筛选出了一种 TMT 的结构类似物 2MT 来引起小鼠强烈且稳定的恐惧反应。这项研究报道小鼠在受到 2MT 刺激后表现出的冻结率高达 80% 以上[6]。TMT 和 2MT 的化学结构式如图 1-7 所示。

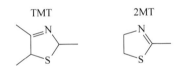

图 1-7　TMT 和 2MT 的化学结构式

本研究用 2MT 诱导的冻结行为在小鼠中建立了一个先天性恐惧的行为范式,并利用这一行为范式在乙基亚硝基脲(ENU)基因突变的小鼠中进行正向遗传筛选[31]。如图 1-8 所示。

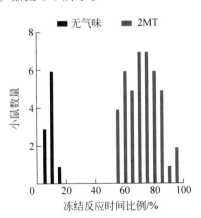

图 1-8　2MT 引起的冻结反应

我们发现了 *Trpa1* 基因突变的无惧型小鼠。通过进一步研究发现,在小鼠中,刺激性受体 TRPA1 离子通道对 2MT/TMT 和蛇皮引起的恐惧反应至关重要。TRPA1 离子通道是 2MT 和 TMT 的一个化学感受器,敲除 *Trpa1* 基因的小鼠丧失了响应 TMT、2MT 刺激产生恐惧反应的能力[31]。如图 1-9 所示。

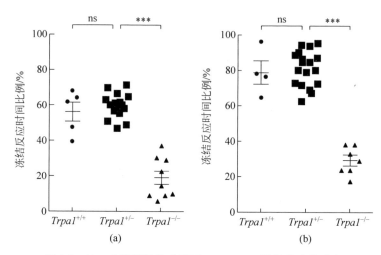

图 1-9　*Trpa1* 基因敲除减弱了 TMT、2MT 引起的冻结反应

（a）不同小鼠在 TMT 刺激下的冻结反应；（b）不同小鼠在 2MT 刺激下的冻结反应；误差线为±标准误差（SEM）,用 T 检验进行差异统计；ns 表示 $P > 0.05$；*** 表示 $P < 0.001$

此外,2MT 能够在野生型小鼠中上调即刻早期基因（immediate early gene,IEG）*c-fos* 在中央杏仁核（CeA）、下丘脑室旁核（PVN）和腹侧中脑水管周围灰质（vlPAG）的表达,而在 *Trpa1* 基因敲除的小鼠中则不会。同时,在三叉神经节（trigeminal ganglion,TG）中表达 TRPA1 离子通道的神经元对 2MT 引起的恐惧反应起到了关键作用。在 *Trpa1* 基因敲除小鼠的三叉神经节中重新表达 TRPA1 离子通道能够让小鼠对 2MT 重新产生恐惧反应[31]。这些证据揭示了 2MT 引起的先天性恐惧反应主要由三叉神经节（TG）所感知,同时说明 2MT 是一种比 TMT 更加理想的引起小鼠恐惧反应的捕食者气味分子。

1.3.2.3　噻唑啉相关的恐惧诱导化合物（tFOs）

噻唑啉相关的恐惧诱导化合物是一类人工合成的结构类似物,是一类可以诱导小鼠产生强烈的先天恐惧反应的化合物[30]。其化学结构式如图 1-10 所示。

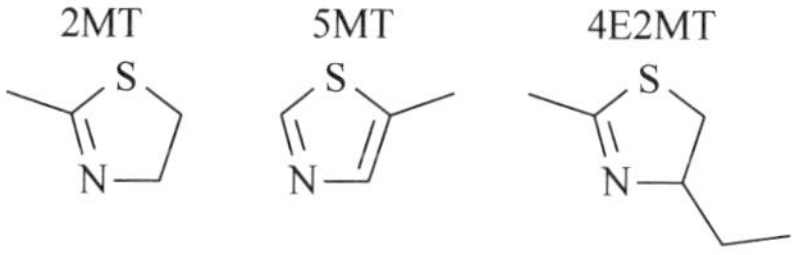

图 1-10 几种噻唑啉相关的恐惧诱导化合物的化学结构式

我们的合作者最近发现,噻唑啉相关的恐惧诱导化合物(tFOs)可以通过丙酮酸脱氢酶的磷酸化,在小鼠上诱导强烈的全身体温降低现象的发生,并抑制有氧代谢,从而使小鼠能够在致命的低氧环境中长期生存。与冬眠现象相比,tFOs 的刺激加速了大脑对葡萄糖的摄取,并抑制了血液中的氧饱和度。同时,其诱导的体温降低现象还依赖于 *Trpa1* 基因介导的三叉神经/迷走神经通路和非 *Trpa1* 基因介导的嗅觉通路。tFOs 激活了位于三叉神经节和迷走神经节的 *Trpa1* 阳性神经元,这些神经元进一步投射到三叉神经脊髓核(Sp5)和孤束核(NTS),Sp5 和 NTS 的神经元进一步投射到中脑臂旁核(PBN)脑区,从而诱导生理变化的产生[29]。

1.3.3 TRP 离子通道

2021 年的诺贝尔生理学或医学奖表彰了温度感觉受体 TRPV1 和 TRPM8 离子通道的发现。温度感觉受体 TRPV1 和 TRPM8 离子通道属于瞬时受体电位 TRP(transient receptor potential)离子通道。TRP 离子通道是一类在外周和中枢神经系统中广泛分布的通道蛋白。TRP 离子通道均为六次跨膜蛋白,其 N 端和 C 端均在胞内,由第五和第六跨膜结构域共同构成非选择性阳离子通道。TRP 离子通道对感觉神经元转化环境刺激为膜电位变化的过程起着重要作用,包括对光、味道、信息素、温度和有害化学物质,以及一些内、外源性配体和细胞内信号分子的响应。TRP 离子通道在机体感知温度、化学物质及疼痛等方面有主要贡献,因此也介导了许多先天恐惧性反应的产生。

1.3.3.1 TRPV1 离子通道

TRPV1 离子通道在疼痛感知、高温感知的过程中发挥了重要作用。其最早在痛觉受体的研究中被发现。研究者们利用辣椒素能激活痛觉神经元这一事实,用痛觉神经元 cDNA 文库对培养细胞进行转染,然后用钙离子成像来寻找可以引起培养细胞钙离子内流增加的 cDNA 片段,从而找到编码辣椒素受体的 cDNA。这一表达克隆的方法最终揭示了辣椒素受体是 TRPV1 离子通道。除辣椒素外,有害的高温(高于 43℃)也能激活 TRPV1 离子通道,从而引起热痛觉[37]。

1.3.3.2　TRPM8 离子通道

TRPM8 离子通道在冷觉感知的过程中发挥了重要作用。与 TRPV1 离子通道是辣椒素受体的发现类似,cDNA 表达克隆的方法也导致了冷觉受体 TRPM8 离子通道的发现。TRPM8 离子通道能被薄荷醇(可带来清凉感)以及低于 26℃ 的温度激活。且 TRPV1 离子通道与 TRPM8 离子通道大体表达在不重合的 DRG 神经元群体中,分别向 CNS 传递有害高温和清凉低温的信息[38]。

1.3.3.3　TRPC2 离子通道

TRPC2 离子通道在嗅觉系统对外激素的感知过程中发挥了重要作用。其主要表达在 VNO 神经元中,介导 VNO 神经元对外激素的感知。$Trpc2$ 基因敲除的小鼠的辅助嗅觉系统的功能完全丧失。在同类雄性个体主要尿蛋白(MUP)介导的攻击行为中,$Trpc2$ 基因敲除的小鼠不再表现出对入侵雄性的攻击行为。在猫和大鼠 MUP 介导的回避行为中,$Trpc2$ 基因突变体小鼠也丧失了对大鼠和猫 MUP 的回避性行为[12]。

1.3.3.4　TRPA1 离子通道

TRPA1 离子通道是芥子油和大蒜中辛辣成分的受体,并能感知环境中丙烯醛类的多种刺激物,在机体对化学刺激的感知中发挥了重要作用[39-41]。在 DRG 神经元中,TRPA1 离子通道的表达与 TRPV1 离子通道几乎重合[42-43]。$Trpa1$ 基因在体感系统中高度表达,如在三叉神经节(trigeminal ganglia, TG)、背根神经节(dorsal root ganglia, DRG)和结节神经节(nodose ganglia,NG)中,且在痛觉感知中具有重要的作用,即感知有害和潜在的疼痛刺激[44-45]。TRPA1 离子通道还能被胞内信号激活,从而响应内感觉信息,如感知胞内氧气浓度的变化[26,46]。同时,TRPA1 离子通道被证明是捕食者气味分子 TMT、2MT 的化学感受器,TMT、2MT 刺激能产生表达 TRPA1 离子通道的 HEK293T 细胞的 Ca^+ 内流信号[31]。如图 1-11 所示。

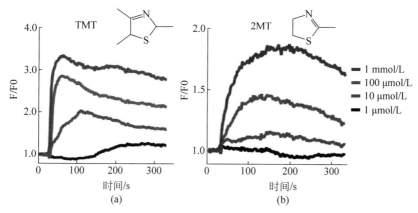

图 1-11　表达 TRPA1 离子通道的 HEK293T 细胞在 TMT、2MT

刺激下的 Ca^+ 内流信号(见文前彩图)

(a) 表达 TRPA1 离子通道的 HEK293T 细胞在不同浓度 TMT 刺激下的 Ca^+ 信号;

(b) 表达 TRPA1 离子通道的 HEK293T 细胞在不同浓度 2MT 刺激下的 Ca^+ 信号

1.3.4　小鼠感知环境温度维持体温稳态的神经环路机制

体温调节对生命至关重要。变温动物(冷血动物,如爬行动物),能适应其生活环境的温度;而恒温动物(温血动物,如哺乳动物),不管周围环境的温度如何,都能将体温维持在一个非常小的范围内。对人类来说,环境炎热时会通过出汗来增加散热,防止体温升高,而在环境寒冷时则通过颤抖来产生热量,保持体温。这种本能的体温调控行为由自主神经系统控制。在小鼠中,位于 DRG 的表达 TRPV1 离子通道的神经元和表达 TRPM8 离子通道的神经元被认为是感知环境中的冷热信息并向大脑反馈的神经元[37-38]。而下丘脑视前区(preoptic area,POA)被认为是一个调控外周效应器官的体温调节中枢[47]。

当环境温度过高时,位于 DRG 的热觉神经元感知温度信号并进一步投射到脊髓背侧角(dorsal horn,DH),DH 神经元会进一步传递兴奋性信号到外侧臂旁核的背侧部分(lateral parabrachial nucleus,dorsal part,

LPBd),接着 LPBd 神经元会投射到正中视前核(median preoptic nucleus, MnPO),并引起 MnPO 谷氨酸能(glutamate)神经元的兴奋,这些神经元的兴奋会激活位于内侧视前核(medial preoptic nucleus,MPO)的 γ 氨基丁酸能(GABA)神经元,进而抑制外周器官的产热效应,增加散热效应,导致机体体温降低[48-51]。如图 1-12 所示。

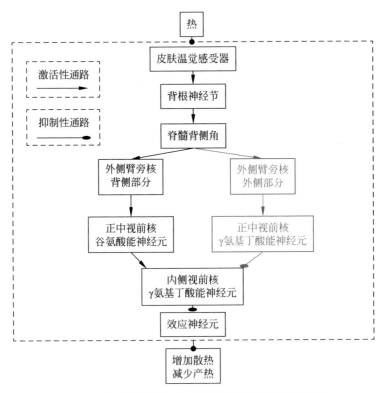

图 1-12　小鼠在高温环境中维持体温的神经环路机制

而当环境温度过低时,位于 DRG 的冷觉神经元会将温度信号传递到脊髓背侧角(DH)不同于热感受通路的另一群神经元群体,再通过这群冷感受的 DH 神经元进一步兴奋外侧臂旁核的外侧部分(lateral parabrachial nucleus, external part,LPBel)神经元,接着 LPBel 神经元会投射到 MnPO 并引起 MnPO 的 γ 氨基丁酸能神经元的兴奋,这些神经元的兴奋会抑制位于 MPO 的 GABA 神经元,进而促进外周器官的产热效应,抑制散热效应,导致机体体温升高[48-51]。如图 1-13 所示。

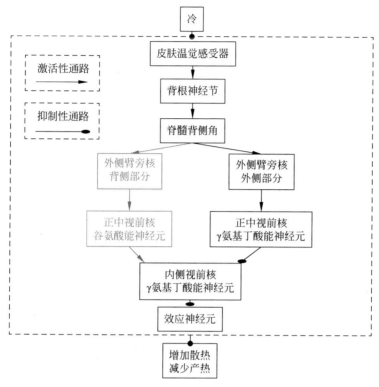

图 1-13　小鼠在低温环境中维持体温的神经环路机制

1.4　研　究　方　法

　　本书利用可以引起小鼠超强先天性恐惧反应的化合物 2MT 在小鼠上建立了一个先天恐惧诱导的急性体温降低现象的行为范式,并综合运用神经束逆向追踪技术、光遗传学、化学遗传学、神经毒素抑制、组织学染色方法和体温记录系统,系统地研究了 2MT 刺激下所产生的先天恐惧性体温降低现象背后的神经环路机制。

　　首先,鉴于 TRPA1 离子通道是 2MT 诱导的先天性恐惧反应的受体,我们利用体温记录系统,观察了野生型小鼠和 $Trpa1^{-/-}$ 小鼠在 2MT 诱导下的先天恐惧反应过程中的皮肤温度和核心温度的变化情况,并进一步观察了野生型小鼠在非捕食者气味的 TRPA1 激动剂 CNA 刺激下的体温变化情况,以分析诱导小鼠恐惧性体温降低现象的关键因素。

其次,为了研究 2MT 引起的恐惧性体温降低现象背后的神经机制,对 2MT 刺激下的野生型小鼠和 $Trpa1^{-/-}$ 小鼠进行了全脑 $c\text{-}fos$ 染色,以筛选出可能调控这一现象的关键脑区,并发现孤束核(NTS)这一已知的调控体温变化的脑区在 2MT 刺激下被高度激活。

再次,为了研究调控恐惧性体温降低现象的关键神经环路,通过神经束逆向追踪的方法追踪到了 NTS 的上游的 PSTh 脑区,并对其进行了神经元类型的分析。然后运用化学遗传学、神经毒素抑制的方法分别抑制 PSTh 神经元,来观察能否抑制 2MT 引起的体温降低现象,以论证 PSTh 神经元对 2MT 引起的体温降低现象的必要性。随后用光遗传学的方法直接激活 PSTh-NTS 的神经通路,观察能否诱发相应的体温降低现象,以证明这一通路对体温降低现象的充分性。

复次,通过神经束逆向追踪的方法进一步追踪到了 PSTh 上游的 PBel 脑区,并对其进行了神经元类型的分析。为了进一步分析 PBel 神经元的功能,运用捕捉激活神经元集群系统(CANE)特异性标记了 2MT 激活的 PBel 神经元,用光遗传学的方法激活了响应 2MT 刺激的 PBel 神经元及其在多个下游脑区的轴突末梢,以验证不同神经通路对体温降低现象的充分性。同时运用化学遗传学的方法对 PBel 神经元以及 PBel-PSTh 的神经通路分别进行了抑制,以分析这一神经通路在 2MT 引起的体温调控过程中的充分必要性。

最后,结合研究发现,对 2MT 信号的感知与传递过程进行了梳理,总结出了一条小鼠感知和传递 2MT 信号进而产生恐惧性体温降低现象的神经环路。

第 2 章　实验材料和方法

2.1　实验材料

2.1.1　实验动物

这项研究中使用的动物实验方案得到了日本筑波大学国际综合睡眠医学研究所(International Institute for Integrative Sleep Medicine)和北京生命科学研究所(National Institute of Biological Sciences, Beijing)的批准。所有动物在实验前群体生活(每笼中 3～5 只小鼠),每周更换一次干净的鼠笼,在实验前 3 d 单笼饲保持 12 h：12 h 的光暗时间表(早上 9 点开灯,晚上 9 点关灯),小鼠可自由获取食物和水。环境温度 23.5℃,湿度控制在 40%～60%。所有实验均采用 8 周龄以上的雄性小鼠。实验中使用的小鼠品系见表 2-1。

表 2-1　实验小鼠品系

小 鼠 品 系	来　　　源
C57BL/6J	日本 CLEA
$Trpa1^{-/-}$	Jackson,006401
FosTVA	Jackson,027831
vGlut2-IRES-Cre	Jackson,006401

2.1.2　重要实验设备与软件

实验中需要的重要实验设备与软件见表 2-2。

表 2-2　重要实验设备与软件

设备与软件名称	来　源	用　途
红外数字热像仪	NIPPON AVIONICS	皮肤温度测量
InfReC-NS9500	NIPPON AVIONICS	皮肤温度测量
遥感测温植入子	TA11TA-F10,DSI	核心温度测量
RPC-1 接收器	PhysioTel HD,DSI	核心温度测量
MX2 数据交换器	PhysioTel HD,DSI	核心温度测量
Ponemah v6.50	PhysioTel HD,DSI	核心温度测量
小鼠呼吸麻醉一体机	Kent,USA	麻醉
立体定位装置	David kopf Instruments	病毒注射与光纤植入
手术显微镜	瑞沃德	病毒注射与光纤植入
颅骨钻	MEISINGER	病毒注射与光纤植入
微量注射器	世界精密仪器中国公司	病毒注射
光纤插芯	千奥星科	光纤植入
树脂水泥	3M RelyX Unicem 2	光纤植入
蓝色激光器	上海激光世纪有限公司	光激活实验
光纤软管	Doric lens	光激活实验
激光功率计	日本三和	光激活实验
Neuroscience Studio	Doric	光激活实验
蠕动泵	Longer Pump	心脏灌流
0.55×19 注射针头	江西洪达	心脏灌流
冷冻切片机	LEICA	大脑切片
载玻片	北京中山金桥	组织学染色
盖玻片	北京中山金桥	组织学染色
Zeiss LSM80 共焦显微镜	Zeiss	显微成像
Zeiss Zen	Zeiss	显微成像

2.1.3　重要试剂

实验中需要的重要试剂见表 2-3。

表 2-3　重要试剂

试 剂 名 称	来　源	用　途
2-甲基-2-噻唑啉(2MT)	东京化学工业	2MT 刺激实验
肉桂醛(CNA)	Nacalai Tesque	CNA 刺激实验
Haemosol	Nacalai Tesque	遥测植入子清洗

续表

试 剂 名 称	来　源	用　途
50％戊二醛水溶液	生工	遥测植入子消毒
异氟烷(Isoflurane)	瑞沃德	麻醉
霍乱毒素 B 亚基-488	Thermo Fisher Scientific	神经束逆向追踪
氯氮平类似物 C21	HB6124，Hello Bio	化学遗传学抑制实验
Tissue-Tek O. C. T	Sakura	大脑样品包埋
Blocking One	Nacalai Tesque	荧光免疫组化染色封闭
Bullet Blocking One	Nacalai Tesque	荧光原位杂交染色封闭
荧光 Nissl	Invitrogen，N-21279	尼氏小体染色
DAPI	Dojindo，D523	DAPI 染色
RNase Zap	Thermo Fisher Scientific	RNA 酶去污剂
Fast Red 底物试剂盒	ab64254，abcam	荧光原位杂交染色显色
TSA-FITC 显色试剂盒	PerkinElmer	荧光原位杂交染色显色

2.1.4　病毒包装质粒

实验中需要的病毒包装质粒见表 2-4。

表 2-4　病毒包装质粒

质 粒 名 称	来　源
AAV2/9(衣壳)	刘清华实验室
AAV2/10(衣壳)	刘清华实验室
AAV2/Retro(衣壳)	刘清华实验室
Helper	刘清华实验室
pAAV-hSyn-DIO-hM4Di-mCherry	Addgene，44362
pAAV-EF1a-DIO-ChR2-mCherry	刘清华实验室
pAAV-EF1a-DIO-mCherry	Addgene，50462
pAAV-hSyn-ChR2-EYFP	Addgene，26973
pAAV-hSyn-EGFP	Addgene，50465
pAAV-hSyn-FLEX-TeLC-P2A-GFP	刘清华实验室
pAAV-hSyn-FLEX-EGFP	Addgene，50457
pAAV-hSyn-Cre	Addgene，122518
EnvAM21-VSVG(衣壳)	刘清华实验室
psPAX2	刘清华实验室
pLenti-hSyn-Cre-WPRE	刘清华实验室

2.1.5　组织学染色抗体

实验中需要的组织学染色抗体见表 2-5。

表 2-5　组织学染色抗体

抗 体 名 称	来　　源
Rabbit anti c-fos	Sigma-Aldrich，ABE457
Goat anti mCherry	SCIGEN，AB0040-200
Rat anti GFP	Nacalai tesque，04404-84
Donkey anti Rabbit Alexa Fluor 488	Jackson ImmunoResearch，711-545-152
Donkey anti Rabbit Alexa Fluor Cy3	Jackson ImmunoResearch，711-165-152
Donkey anti Rat Alexa Fluor 488	Jackson ImmunoResearch，712-545-153
Donkey anti Goat Cy3	Jackson ImmunoResearch，705-165-147
Anti-DIG-AP	Roche
Anti-FITC-HRP	PerkinElmer

2.2　实 验 方 法

2.2.1　小鼠背部皮肤温度和尾巴温度记录

小鼠背部皮肤温度和尾巴温度由红外数字热像仪（H2640，NIPPON AVIONICS）记录并传输到电脑,由 InfReC-NS9500 软件进行参数设定和数据分析。为了测量小鼠背部皮肤温度,实验前一天将小鼠用异氟烷麻醉,并用剃须刀和脱毛膏去除小鼠背部毛发,无法完全去除的绒毛用刀片轻轻刮除,以将皮肤彻底暴露。当进行小鼠背部皮肤温度和尾巴温度记录时,在红外摄像仪 InfReC-NS9500 软件中将记录速度设定为 1 帧/s,连续记录小鼠在实验过程中的温度变化。背部皮肤温度为 InfReC-NS9500 软件自动锁定的画面中的最高温点的温度,由软件自动分析并输出到 Excel 表格。尾部温度为手动记录,在红外摄像仪 InfReC-NS9500 软件中选取距离尾巴根部 1 cm 处的点,将此点的温度作为小鼠此时的尾巴温度输入 Excel 表格中,尾巴温度每 60 s 记录一次。如图 2-1 所示。

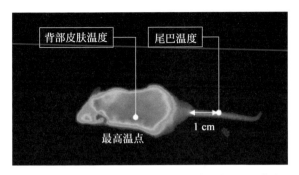

图 2-1　小鼠背部皮肤温度和尾巴温度的测量（见文前彩图）

2.2.2　小鼠核心温度和小鼠活动距离的记录

小鼠核心温度和小鼠活动距离由遥感测温植入子（TA11TA-F10，DSI）记录，由 RPC-1 接收器（PhysioTel HD，DSI）收集实时信号，经 MX2 数据交换器（PhysioTel HD，DSI）集成后传入电脑，在 Ponemah v6.50（DSI）软件中进行参数设定与数据分析，该系统可同时记录小鼠核心温度与小鼠活动距离的实时变化情况。计算小鼠静止率时，每隔 5 min 为一个计算窗口，统计小鼠连续静止 30 s 以上的静止时间，静止率即为这一时间占 5 min 计算窗口的比值。

2.2.3　遥感测温植入子的植入

在实验前一周将小鼠用异氟烷麻醉，用剃须刀剃除小鼠腹部毛发，使表皮暴露。用手术剪刀沿小鼠腹部中线将腹部表皮与腹腔肌肉层剪开，使腹腔暴露。开口约 2 cm，在肝脏与膀胱间。将遥感测温植入子植入小鼠腹腔，并用缝合线缝合腹腔肌肉层与腹部表皮。手术后的小鼠单笼饲养。如图 2-2 所示。

遥感测温植入子可重复使用，在小鼠死亡后取出遥感测温植入子，放入 5% 的 Haemosol（Nacalai Tesque）水溶液中，摇晃 24 h，以去除吸附在植入子上的小鼠组织，再将清洗好的遥感测温植入子放入 2% 的戊二醛水溶液中浸泡 6 h 以上，以杀灭植入子上的细菌，消毒后的植入子浸泡在灭菌的生理盐水中，以便后用。进行小鼠核心温度和小鼠活动距离记录时，在 Ponemah v6.50（DSI）软件中将取样速度设定为 1 次/s，用磁铁靠近小鼠腹

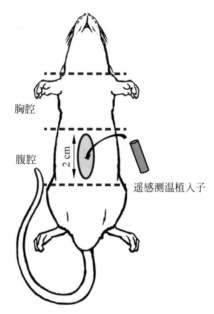

图 2-2   遥感测温植入子植入位置

部植入植入子的地方以激活植入子,在软件中看到信号输入后开始实验,连续记录小鼠在实验过程中的核心温度和活动距离的变化。核心温度和活动距离由 Ponemah v6.50(DSI)软件分析并输出到 Excel 表。

2.2.4   2MT 或 CNA 刺激

所有进行 2MT 或肉桂醛刺激实验的小鼠均提前至少 1 d 单笼饲养。所有小鼠的测试均在 12:00—18:00 完成。进行体温记录时,将小鼠置于一个顶部开口的 IVC 测试盒(17.5 cm×10.5 cm×15 cm)中适应至少30 min。适应完成后开始皮肤温度和核心温度的记录。记录前 10 min 没有任何气味刺激,小鼠自由活动。在记录开始 10 min 后,将 20 μL 2MT 或肉桂醛液体滴在 2 cm×2 cm 的滤纸片上,并迅速将滤纸片放在测试盒的中心持续刺激 15 min,结束记录。如图 2-3 所示。

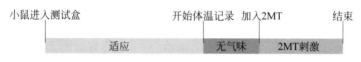

图 2-3   2MT 刺激的行为范式

　　在进行组织学样品的取样时,将小鼠居住笼中的垫料取出,以防止小鼠将浸有 2MT 或肉桂醛的滤纸埋入垫料,干扰 2MT 或肉桂醛的正常挥发。接着将 20 μL 2MT 或肉桂醛液体滴在 2 cm×2 cm 的滤纸片上,迅速放入小鼠居住笼中心,盖上笼盖,持续刺激 120 min(c-fos 蛋白荧光免疫组化染色)或 30 min(c-fos 的荧光原位杂交染色),然后用异氟烷将小鼠麻醉,进行心脏灌流和大脑取样。

　　所有体温记录与组织学样品取样的小鼠均是对 2MT 刺激无经验的小鼠,对 2MT 有经验的小鼠不用作数据收集实验,因为对小鼠的多次刺激可能会让小鼠产生适应性的行为,从而影响小鼠的行为。

2.2.5　病毒及神经束逆向追踪试剂的制备

　　制备 AAV 病毒时,将传代后状态良好的 AAV-pro 细胞在 15 cm 培养皿中 37℃ 培养至细胞覆盖率约 90%。将 AAV 病毒的衣壳质粒(AAV9、AAV10 或 AAV-Retro)、Helper 质粒和含有目的基因的质粒(pAAV)一起转入培养好的 AAV-pro 细胞中,37℃ 培养 3~4 d。AAV 病毒在细胞内组装生成后保持在细胞内,故需要将细胞人为裂解后提纯病毒。通过 4℃ 离心(800 r/min 离心 10 min)收集细胞,去掉上清液后,在离心管中加入 1X Gradient Buffer(GB 稳定病毒蛋白,抑制蛋白酶,每个培养皿 150 μL)将细胞沉淀重悬后分装至细胞冻存管(30 μL 每管),液氮速冻后于 −80℃ 冰箱保存。裂解细胞时,将细胞冻存管从 −80℃ 冰箱取出,经过 5 次以上重复的液氮速冻(6 min)、37℃ 水浴(1 min)、擦干剧烈震荡和快速离心步骤后,于超净台内每管加入 2 μL 核酸酶,37℃ 孵育 30 min,4℃ 离心(13 200 r/min 离心 60 min)后取上清液,于 −20℃ 保存。病毒在上清液中,经梯度超速离心提纯后得到病毒原液。将病毒原液用液氮速冻并分装,放于 −80℃ 冰箱待用。

　　制备 CANE-LV 病毒时,将传代后状态良好的 HEK293T 细胞在 10 cm 培养皿中 37℃ 培养至细胞覆盖率约 90%。将 CANE-LV 病毒的衣壳质粒(EnvAM21-VSVG)、psPAX2 质粒和含有目的基因的质粒(pLenti)共转入培养好的 HEK293T 细胞中,37℃ 培养 18 h 后换液,继续孵育细胞。CANE-LV 病毒在细胞内组装生成后会被细胞分泌到培养基中,故定期收集培养皿中的上清液以备后续病毒的提纯。在病毒包装质粒转染后 48 h、72 h 和 96 h 时分别收集细胞培养皿中的上清液,收集的上清液可暂时储存在 4℃ 冰箱。待三次上清液收集完成后合并所有上清液,4℃ 离心取上清液

(800 r/min 离心 10 min)以去除上清液中残存的细胞。用 0.45 μm PES 过滤器过滤上清液,过滤后的液体即为病毒原液,液氮速冻并分装好后放于−80℃冰箱待用。

神经束逆向追踪试剂霍乱毒素 B 亚基-488(Cholera toxin B-488,CTB-488,Thermo Fisher Scientific)用 0.22 μm 滤膜过滤后的 1×PBS 溶解,使用浓度 1 mg/mL。分装后避光保存在−20℃冰箱。

本书所用 AAV 病毒大部分是在日本筑波大学国际综合睡眠医学研究所刘清华实验室制备,小部分是在北京生命科学研究所刘清华实验室制备。CANE-LV 病毒是在日本筑波大学国际综合睡眠医学研究所刘清华实验室制备。所有病毒和神经束逆向追踪试剂分装后均长期保存在冰箱,在注射前取出放在冰上融化后使用,融化后未用完的病毒或 CTB 直接丢弃不重新使用。病毒载体的使用滴度为 5×10^{12} particles/mL,注射体积为 300～500 nL。CTB 注射体积为 300 nL。

2.2.6   脑立体定位注射

(1) 准备与小鼠固定

进行大脑立体定位注射时,小鼠用 4% 的异氟烷麻醉 5 min 后,固定在立体定位装置上,不要固定太紧,以不影响呼吸为宜。固定完成后将异氟烷浓度降至 2%,并在后续手术过程中将异氟烷浓度保持在 2%。用凡士林涂抹小鼠双眼,使小鼠双眼在手术过程中保持湿润。用 70% 酒精消毒手术器械后,将小鼠头顶的毛发用刀片刮净,用手术剪刀沿头皮中缝剪开头皮,拨向两侧,暴露出颅骨,使 Bregma 点和 Lambda 点清晰可见。

(2) 颅骨调平与钻孔

接着用钢针以 Bregma 点为零点,对鼠脑进行调平,保证中缝无歪斜,Bregma 点和 Lambda 点的高度一致,左右两边注射点的高度一致,误差在 0.05 mm 以内。以 Bregma 点为零点,确定注射位点并在颅骨上做好标记,用颅骨钻钻开颅骨直至硬脑膜暴露。

(3) 病毒吸取

接着取一根提前制作的毛细玻璃管,灌注矿物油,此过程中需保证毛细玻璃管内无气泡产生。灌注好矿物油后将毛细玻璃管固定在微量注射泵上,再将微量注射泵固定在夹持杆上。吸取 2 μL 融化后的病毒或 CTB 溶液滴在小块封口膜上,在显微体视镜的观察下将毛细玻璃管针尖插入封口膜上的液滴中,启动微量注射泵,将固定体积的液滴吸入毛细玻璃管。病毒吸入完成后,启动微量注射泵打出少量液滴,以检查毛细玻璃管尖端是否堵塞。如果毛细玻璃管尖端堵塞,可用棉签蘸取少量生理盐水轻轻擦拭毛细玻璃管尖端,疏通针尖。

（4）病毒注射

准备完成后,先将毛细玻璃管针尖调至 Bregma 点上方,轻触颅骨表面,将此点设置为零点,后将毛细玻璃管移至目标注射位点。待毛细玻璃管插入脑组织后,启动注射泵开始注射。注射过程中在显微体视镜下观察毛细玻璃管内液面的移动情况,确保注射顺利。为了避免注射部位的潜在损害,注射时以较慢的流速（100 nL/min）注射病毒或 CTB。在病毒或 CTB 注射后至少停留 10 min 后再缓慢撤回玻璃注射管,这样一方面可以给注射液滴足够的扩散时间,另一方面可以避免针尖在撤出过程中液滴漏到别的脑区。

（5）伤口缝合

注射完成后用消毒过的缝合线缝合好头皮,并用碘伏消毒创口。手术后的小鼠单笼饲养。

（6）注射坐标

病毒/CTB 注射立体定位坐标如下:

PSTh,AP−2.00 mm,ML±1.20 mm,DV−5.10 mm;

PBel,AP−4.80 mm,ML±1.85 mm,DV−4.00 mm;

NTS,AP−7.80 mm,ML±0.30 mm,DV−4.50 mm。

为了到达 PBel 和 NTS 的最终注射部位,在以下坐标处进行钻孔开颅:

PBel,AP−4.10 mm,ML±1.85 mm,DV−4.00 mm;

NTS,AP−7.00 mm,ML±0.30 mm,DV−5.70 mm。

病毒/CTB 注射时,玻璃注射管以相对垂线方向 10°的角度从 Bregma 方向向 Lambda 方向注射至 PBel 和 NTS。病毒注射均为双侧注射,CTB 注射均为单侧注射。

2.2.7　光纤包埋

（1）准备与小鼠固定

光纤包埋在光激活实验前一周进行。进行光纤包埋时,小鼠用 4% 的异氟烷麻醉 5 min 后,固定在立体定位装置上。固定完成后将异氟烷浓度降至 2%,并在后续手术过程中将异氟烷浓度保持在 2%。用凡士林涂抹小鼠双眼,使小鼠双眼在手术过程中保持湿润。用 70% 酒精消毒手术器械后,将小鼠头顶的毛发用刀片刮净,用手术剪刀沿头皮中缝剪开头皮,拨向两侧,暴露出颅骨。

(2)颅骨清洗与干燥

用 10% 的双氧水清洗颅骨表面以去除附着在颅骨表面的结缔组织,同时双氧水的处理可以使颅骨表面疏松多孔,便于树脂水泥附着。用生理盐水将颅骨表面清洗干净后再用棉签将颅骨表面的液体吸干。待颅骨表面干燥后,用颅骨钻钻开颅骨直至硬脑膜暴露,并用颅骨钻在颅骨表面做划痕处理,使得颅骨表面粗糙不平,以增加树脂水泥与颅骨表面的抓力。再次清理颅骨表面,保持颅骨表面干净干燥,用于植入光纤(定制:直径 200 μm;NA,0.22)。

(3)颅骨调平与钻孔

用钢针以 Bregma 点为零点,对鼠脑进行调平,保证中缝无歪斜,Bregma 点和 Lambda 点的高度一致,左右两边植入点的高度一致,误差在0.05 mm 以内。以 Bregma 点为零点,确定光纤的植入点位置并在颅骨上做好标记,用颅骨钻钻开颅骨直至硬脑膜暴露。

(4)光纤植入与固定

准备完成后,将光纤固定在夹持杆上并将光纤末端调至 Bregma 点上方,轻触颅骨表面,将此点设置为零点,后将光纤移至目标脑区上方。将光纤插入指定坐标后保持光纤在颅骨上方的位置,并用树脂水泥(3M RelyX Unicem 2)将光纤固定到颅骨上,可用 1454 胶与树脂水泥不断相间涂抹加固,最后仅露出光纤套管的余长即可。

(5)伤口缝合

光纤固定完成后用消毒过的缝合线缝合头皮,并用碘伏消毒创口。手术后的小鼠单笼饲养。

(6)光纤植入坐标

光纤植入的坐标如下:

PSTh,AP-2.00 mm,ML±1.20 mm,DV-4.50 mm;

PBel,AP-4.10 mm,ML±1.85 mm,DV-3.80 mm;

RNTS,AP-6.20 mm,ML±0.3 mm,DV-4.40 mm;

CNTS,AP-7.00 mm,ML±0.4 mm,DV-4.50 mm。

为了到达 PBel 和 NTS 的最终插入部位,光纤以相对于垂线方向 10° 的角度从 Bregma 方向向 Lambda 方向植入 PBel 和 NTS。如在同一小鼠上植入多个光纤,可先用少量树脂水泥依次进行光纤的插入与固定,待全部光纤插入完成后再大量涂抹树脂水泥,将全部光纤固定在颅骨上。

为了确定 NTS 脑区内调控体温降低最显著的区域范围,在进行 RNTS 和 CNTS 脑区的光纤植入时,不同小鼠的植入位点在前后坐标上略有差异。如图 2-4 所示。

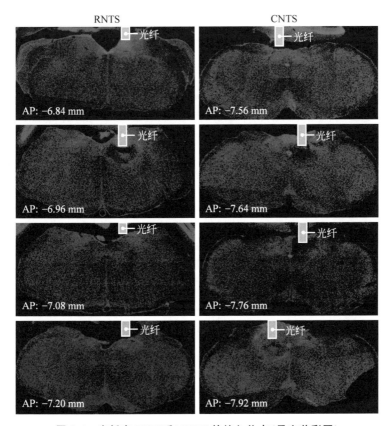

图 2-4   光纤在 RNTS 和 CNTS 的植入位点(见文前彩图)

2.2.8   光遗传学实验

进行神经元胞体激活时,病毒至少表达 3 周以上,进行轴突末梢激活时,病毒至少表达 4 周以上。在光激活实验前,连续 3 d 对小鼠进行光纤的连接和测试盒的适应操作,以避免动物焦虑情绪对实验结果的干扰。进行光激活实验时,蓝色激光由激光发生器(473 nm,上海激光世纪有限公司)发生,经光纤软管(doric lens)传输到植入脑内的光纤管接头,再传入脑内。光遗传刺激前,在暗室内用激光功率计(日本三和)测量光纤软管末梢发出的激光强度并调节,确保光纤软管末梢发出的激光输出功率在 20 mW。激光脉冲的波长与频率由 Doric Neuroscience Studio(Doric)软件所控制。

进行行为学实验时,先用 4% 异氟烷处理小鼠 5 min 将小鼠麻醉,用棉签蘸取酒精轻轻擦光纤软管连接末端和光纤接头连接末端,以确保没有污染物阻碍光路。接着用光纤接头将光纤软管连接末端和光纤接头连接末端连接在一起。连接完成后将小鼠放入 IVC 测试盒内适应 30 min 以上。打开皮肤温度和核心温度记录系统,记录 10 min 后打开激光开关并分别以 20 mW、20 Hz、25 ms 方形脉冲波持续刺激小鼠神经元 15 min 和轴突末梢 30 min。实验结束后关闭激光,断开光纤接头与光纤软管的连接,将小鼠放回居住笼。若需对光激活的小鼠进行 c-fos 染色,则在光刺激 2 h 后进行灌流取样。同一只小鼠可进行多次光激活实验,但是两次光激活实验之间需间隔至少 1 d。所有小鼠的测试均在 12:00—18:00 完成。

2.2.9　化学遗传学实验

进行化学遗传学抑制实验时,病毒至少表达 3 周以上。在化学遗传学抑制实验前,连续 3 d 对小鼠进行生理盐水的腹腔注射和测试盒的适应操作,以避免动物焦虑情绪对实验结果的干扰。进行化学遗传学抑制实验时,将分装好的设计药物特异性激活的设计受体(DREADD)激动剂 C21 (HB6124,Hello Bio)的 DMSO 溶液从冰箱中取出,置于冰上融化。用 200 μL 生理盐水稀释,以 1 mg/kg 的剂量对待实验的小鼠在 2MT 刺激前 30 min 进行腹腔注射。之后将小鼠放入测试盒,并打开体温记录装置。在实验结束后对小鼠进行灌流并取脑。所有小鼠的测试均在 12:00—18:00 完成。

2.2.10　TeLC 神经毒素抑制实验

进行 TeLC 神经毒素抑制实验时,病毒表达 7~10 d。如果超过 10 d,小鼠会逐渐出现不健康的状态甚至死亡。进行行为学实验前连续 3 d 对小鼠进行测试盒的适应操作,以避免动物焦虑情绪对实验结果的干扰。实验当天对小鼠进行常规的 2MT 刺激与体温记录。实验结束后立即对小鼠进行灌流并取脑。所有小鼠的测试均在 12:00—18:00 完成。

2.2.11　捕捉激活神经元集群系统(CANE)的特异性标记实验

捕捉激活神经元集群系统(CANE)是一种特异性的标记表达 c-fos 的神经元的方法。其原理是在小鼠 c-fos 基因后面敲入一个由 2A 自剪肽 (P2A)连接的表达暂时性病毒受体(TVA-ds)的基因,构建 Fos^TVA 的转基因小鼠品系。TVA-ds 会随着 Fos 蛋白的表达而表达，从而介导 CANE-LV 对神经元细胞的侵染。TVA 受体的 C 端与一个"PEST"序列融合，作为蛋白质降解靶点。因为其结构的不稳定性，其蛋白会在表达后迅速降解，所以激活的神经元会瞬时表达 TVA-ds，其存在时间与 Fos 蛋白相似。这样一来，Fos 响应刺激并表达后的一小段时间内，在激活脑区内注入 CANE-LV 病毒就能实现对激活的神经元进行特异性的标记[52]。如图 2-5 所示。

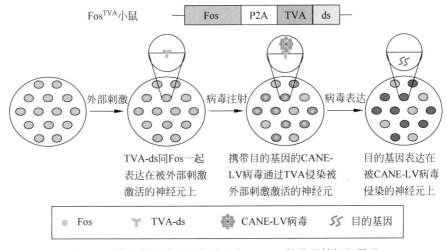

图 2-5　捕捉激活神经元集群系统(CANE)的特异性标记原理

　　为了在 2MT 激活的 PBel 中稳定表达 ChR2 或 mCherry，在实验前至少 1 d 将 Fos^TVA 小鼠进行单笼饲养，并将鼠笼中的垫料取出。实验当天，将 20 μL 2MT 液体滴在 2 cm×2 cm 的滤纸片上，迅速放入小鼠居住笼中心，盖上笼盖，持续刺激 15 min 后取出滤纸片，再经过 45 min 后，用 4% 异氟烷处理 Fos^TVA 小鼠 5 min 进行麻醉，并固定在立体定位装置上，按照上述病毒注射方法，将 CANE-LV-Cre 与 AAV2/9-EF1a-DIO-ChR2-mCherry 或 AAV2/10-EF1a-DIO-mCherry 的 1∶1 混合液 300 μL 双侧注射到 Fos^TVA 小鼠的 PBel 脑区。操作尽量迅速，以确保在 2MT 刺激后 2 h 内完成整个病毒注射过程。注射完病毒的小鼠放入一个干净的鼠笼继续饲养，以便后续实验。

2.2.12　心脏灌流

　　进行心脏灌流手术前，提前准备好灌流所需的 10% 蔗糖溶液(蔗糖与双蒸水质量体积比 10∶100)和 4% 多聚甲醛(PFA)溶液(PFA 与 1×PB 缓

冲液质量体积比 4 : 100),放于冰上预冷。每次灌流都配置新鲜的 4%PFA
溶液,现配现用。用软管连接好蠕动泵(LongerPump)与注射针头(规格
0.55×20 I (II)RWLB,江西洪达),将软管的另一端放入 10%蔗糖溶液中
并启动蠕动泵,将软管中灌满 10%蔗糖溶液,尽量排出管中气泡。

　　将待取脑的小鼠用异氟烷深度麻醉后,用钢针将小鼠四肢钉在泡沫板
上,腹部朝上。用 70%酒精润洗腹部毛发后,用手术剪刀剪开腹腔暴露出
胸腹隔膜,小心的沿着胸腹隔膜边缘剪开,向上掀起胸部肋骨,此时可以看
到暴露出的心脏。将注射针头从心尖插入小鼠左心室,看到有回血后用剪
刀剪破小鼠右心耳,启动蠕动泵进行灌流,此时可观察到大量血液从右心耳
流出,并随着灌流的继续逐渐从血液变为透明的蔗糖溶液,同时小鼠肝脏、
四肢会逐渐发白。待右心耳没有血液流出后可将 10%蔗糖溶液更换为 4%
PFA 溶液继续灌流。在灌流过程中可以观察到小鼠尾巴翘起,四肢僵直发
硬,灌注完成后小鼠尸体处于僵硬的状态。每只小鼠灌注 50 mL 10%蔗糖
溶液和 100 mL 4%PFA 溶液,进行 10%蔗糖溶液灌注时液体流速可稍快,
但进行 4%PFA 溶液灌注时液体流速尽量放慢。

　　灌流完成后,拔出注射针头,排出软管中残存的液体。用剪刀沿小鼠肩
部将头部整个剪下,接着剪开头部皮肤,露出白色头盖骨。将延髓上包被的
软骨与结缔组织去除。沿颅骨中缝从延髓小心地剪开头盖骨直至嗅球,用
镊子将头盖骨从中间向两侧剥开,露出白色的大脑组织。接着将头部翻转
过来,小心剪断大脑下方连接大脑的神经束,用镊子将大脑连着嗅球剥出,
即可得到一个完整的大脑样品。将取得的大脑样品浸泡在 4%PFA 溶液
中,于 4℃冰箱过夜进行再固定,固定完成后将大脑样品浸泡在 30%蔗糖溶
液(蔗糖与 1×PBS 缓冲液质量体积比 10 : 100)中,于 4℃冰箱进行脱水沉
降,2 d 后将沉降完成的样品用 Tissue-Tek O. C. T(Sakura)包裹后放
在 −80℃冰箱保存,以备后用。

2.2.13　免疫组化染色

　　将大脑进行冷冻切片,用 Tissue-Tek O. C. T(Sakura)完全包埋,并用
液氮速冻。开启冷冻切片机(LEICA),使机箱温度降至 −20℃,冻头温度
降至 −22℃。准备一个干净的 24 孔板,每孔加入 1 mL 1×PBS 缓冲液。
待机箱温度降低完成后,将冷冻好的鼠脑样品固定在冻头上并安装到冷冻
切片机机架上,嗅球朝外。调整好刀片距离缓慢进行切片,切片厚度为
80 μm。将切下的脑片依次放入 24 孔板中。

待脑片全部切完后，每孔用 1 mL 1×PBS 缓冲液洗涤 1 次，接着用 1 mL/孔的组织渗透液（1% Triton in PBS）室温孵育 3 h，用 1 mL/孔的封闭液（10% Blocking One，0.3% Triton X-100 in PBS）室温孵育 1 h。用封闭液稀释好一抗，用 300 μL/孔的一抗将脑切片在 4℃冷库中孵育 16～20 h。一抗孵育完成后，每孔用 1 mL 1×PBS 缓冲液洗涤 3 次。用封闭液稀释好二抗，用 300 μL/孔的二抗将脑切片在 4℃冷库中孵育 16～20 h。若进行尼氏小体染色，将 NeuroTrace 荧光 Nissl（Invitrogen，N-21279）与二抗一起用封闭液稀释并与二抗一同孵育。若进行 4′,6-二氨基-2-苯基 linlinodole（DAPI）（Dojindo，D523）染色，则在二抗孵育完成后，每孔用 1 mL 1×PBS 缓冲液洗涤 1 次，用 1 mL 1×PBS 缓冲液稀释好 DAPI，用 1 mL/孔的 DAPI 溶液在室温孵育 10 min。染色完成的脑片用每孔 1 mL 1×PBS 缓冲液洗涤 1 次。然后在 1×PBS 缓冲液中将染好的脑片贴在载玻片上，风干后进行封片，以便后续观察。

抗体浓度分别如下。第一抗体：Rabbit anti c-fos（1∶5000）、Goat anti mCherry（1∶4000）、Rat anti GFP（1∶4000）。第二抗体：Donkey anti Rabbit Alexa Fluor 488（1∶1000）、Donkey anti Rabbit Alexa Fluor Cy3（1∶1000）、Donkey anti Rat Alexa Fluor 488（1∶1000）、Donkey anti Goat Cy3（1∶1000）、荧光 Nissl（1∶400），4′,6-二氨基-2-苯基 linlinodole（DAPI）（1∶1000）。

2.2.14　双荧光原位杂交染色

本书所用的荧光原位杂交技术主要是用反义 RNA 探针来检测样品中某一蛋白 mRNA 在不同脑区的特定分布，因为 RNA 非常容易降解，所以在取样、切片、染色的过程中需要严格避免 RNA 酶的污染。

（1）用于原位杂交的冷冻组织取样

取样前将干冰放入装有无水乙醇的泡沫盒中，静止 10 min 以上，预冷无水乙醇。取一个干净的烧杯，倒入 20 mL 左右的异戊烷并在冰冷的无水乙醇中水浴冷藏 5 min 以上。将手术器械用 RNase Zap 处理以去除可能残留在上面的 RNA 酶。做好准备工作后，将待取样的小鼠迅速断颈，并用剪刀剪下头部。快速且小心地剥开头皮与颅骨，挖出小鼠大脑，注意防止大脑组织上粘有小鼠毛发。将取出的新鲜大脑放入装有预冷异戊烷的烧杯中，轻轻摇晃，使大脑与异戊烷充分接触。将烧杯放入干冰冷冻的无水乙醇中，继续水浴 10 min 以上，使大脑彻底冰冻。冰冻后的大脑用干净且预冷的铝箔纸包好,放入自封袋,于−80℃冰箱保存。整个过程中所有可能与大脑组织接触的物品均需提前用 RNase Zap 处理,以避免 RNA 酶污染。取脑过程尽可能迅速,以防止 mRNA 降解。

（2）冷冻样品的切片制备

切片过程中为了避免 RNA 酶污染,所有试剂和器材均为专用且经过 RNase Zap 处理。切片前,先用 RNase Zap 处理切片机机架、刀片以及可能用到的镊子等器具,处理完后再用丙酮将所有器具擦拭一遍,放入切片机机箱。开启冷冻切片机（LEICA）,使机箱温度降到−16℃,冻头温度降至−18℃。将待切片的大脑样品从−80℃冰箱取出,用少量 Tissue-Tek O. C. T（Sakura）将大脑样品粘在冻头上,嗅球朝外。设置好一切后,将样品与器具置于切片机机箱 1 h 以上,使样品温度和机箱温度一致。之后调整好刀片距离缓慢进行切片,切片厚度为 20 μm,每个样品均使用新的刀片。切下的大脑切片置于机箱中的金属平台上,用干净的载玻片靠近切下的脑片,使脑片直接黏附在载玻片上。重复上述操作直至贴满整个载玻片。将贴有脑片样品的载玻片置于干净的储存盒上,室温静置 30 min 以上,使脑片干燥。干燥后的脑片放入干净的储存盒,如果不立即进行染色,可将储存盒用胶带密封后放入−80℃冰箱冷冻保存。

（3）反义 RNA 探针的合成

先用含有 T7 启动子序列的反义引物,PCR 扩增小鼠 c-fos、vGlut2 和 vGAT 基因的 cDNA 片段。再用这些 cDNA 片段作为模板,使用 T7 RNA 聚合酶（Roche）进行体外转录合成反义 RNA 探针。其中,c-fos 探针用 FITC 标记,vGlut2 和 vGAT 探针用 DIG 标记。合成好的探针于−80℃冰箱保存,使用前取出。探针使用时将探针从−80℃冰箱取出,并与杂交液混合,终浓度 1 μg/mL。80℃水浴孵育 7 min 后置于冰上骤冷,以消除探针二聚体。待完全冷却后在杂交温度下水浴预热。合成探针的引物序列如表 2-6 所示。

表 2-6　探针合成的引物序列

探针	引　物	序　　列
c-fos	c-fos-F	AGCAGTGACCGCGCTCCCACCCAGC
	c-fos-R-T7	CGCGCGTAATACGACTCACTATAGGGCAGACCA CCTCGACAATGCATGATCAG

探针	引　物	序　列
vGlut2	vGlut2-F	CCAAATCTTACGGTGCTACCTC
	vGlut2-R-T7	CGCGCGTAATACGACTCACTATAGGGTAGCCATCTTTCCTGTTCCACT
vGAT	vGAT-F	GCCATTCAGGGCATGTTC
	vGAT-R-T7	CGCGCGTAATACGACTCACTATAGGGAGCAGCGTGAAGACCACC

（4）样品预处理与探针杂交

杂交过程中为了避免 RNA 酶污染，所有试剂均用 DEPC 处理以去除 RNA 酶，现配现用。将在 $-80\,℃$ 冰箱保存的样品储存盒取出，置于室温静置 1 h 以上，在样品恢复到室温前不要撕开储存盒的封口胶带。样品恢复室温后，先用吸水纸将储存盒表面的水分擦干，撕下封口胶带，取出贴有样品的载玻片。将杂交过程中会用到的玻璃罐和其他器械用 0.3 mol/L 的氢氧化钠溶液浸泡 10 min 以去除可能残留的 RNA 酶，之后用 DEPC 水清洗 3 次待用。做好准备工作后，将样品放入玻璃罐中，用冰冷的 4％PFA（$1\times$ DEPC PBS 配制）溶液在室温浸泡 5 min。之后将样品放入另一个玻璃罐，用 $2\times$ DEPC SSC 在室温浸泡 2 min。更换含有 0.3％ Triton 100 的 $2\times$ DEPC SSC，在室温浸泡 20 min。更换 $2\times$ DEPC SSC，在室温浸泡 2 min。更换新鲜配制的乙酸酐 DEPC 水溶液（Acetic anhydride，1∶400），室温浸泡 10 min。处理完成后用 DEPC 水清洗两次。更换预冷的丙酮/甲醇混合液（Acetone/Methanol，1∶1），并于 $-20\,℃$ 冰箱孵育 5 min，进行组织渗透与再固定。处理完成后更换一个新的玻璃罐用 $2\times$ DEPC SSC 在室温浸泡 5 min。将贴有样品的载玻片取出，置于一个干净的用杂交液湿润的杂交盒中，每个载玻片滴加 500 μL 杂交液，室温预杂交 10 min。预杂交完成后，小心地倾倒掉预杂交液（尽量倒干净），每个载玻片滴加 150 μL 预热好的杂交液稀释的探针溶液，并覆盖上一层干净的封口膜。将载玻片放入杂交盒中，$60\,℃$ 孵育 16 h 进行探针杂交。

（5）抗 DIG 的酶标抗体处理与显色

杂交完成后，将载玻片从杂交盒中取出，置于 $60\,℃$ 预热的玻璃罐中，加入 $60\,℃$ 预热的 $2\times$SSC，在 $2\times$SSC 中取下黏附在载玻片上的封口膜。更换

60℃ 预热的含有 50％ 甲酰胺（Formamide）的 2×SSC,60℃ 孵育 20 min。在一个新的玻璃罐中用 2×SSC 清洗一次。取出载玻片,每个载玻片滴加 400 μL 含有 10 μg/mL RNAse 的 2×SSC 溶液,盖上封口膜,在染色盒中 37℃ 孵育 15 min。在玻璃罐中用 60℃ 预热的 2×SSC 60℃ 孵育 20 min。更换 60℃ 预热的 0.2×SSC,60℃ 孵育 20 min。更换 1×TBS,室温孵育 5 min。取出载玻片,每个载玻片滴加 500 μL 蛋白免疫印迹封闭液（0.75％ Bullet Blocking One,0.1％ Triton 100 in TBS）,室温孵育 30 min。倒掉封闭液,每个载玻片滴加 150 μL TBS 稀释的抗体,盖上封口膜,在 4℃ 冷库孵育 16 h 以上。抗体孵育完成后,将载玻片取出置于玻璃罐中,加入 1× TBST,在溶液中取下黏附在载玻片上的封口膜,并用 TBST 洗 3 次。每个载玻片滴加 500 μL(100 mmol/L,pH 值为 8.0)Tris 盐酸缓冲液,室温孵育 5 min。用 Fast Red 底物试剂盒（ab64254,abcam）进行显色反应,室温显色 40 min。

抗体浓度：Anti-DIG-AP(1∶3500)。

（6）抗 FITC 的酶标抗体处理与显色

将经过 Fast Red 显色的载玻片在 1×TBS 中清洗 3 次。每个载玻片滴加 500 μL 蛋白免疫印迹封闭液（0.75％ Bullet Blocking One,0.1％ Triton 100 in TBS）,室温孵育 30 min。倒掉封闭液,每个载玻片滴加 150 μL TBS 稀释的抗体,盖上封口膜,在 4℃ 冷库孵育 16 h 以上。抗体孵育完成后,将载玻片取出置于玻璃罐中,加入 1×TBST,在溶液中取下黏附在载玻片上的封口膜,并用 TBST 洗 3 次。用 TSA-FITC(PerkinElmer)试剂盒进行显色反应,显色时间为 min,4℃ 孵育 30 min。

抗体浓度：Anti-FITC-HRP(1∶1000)。

（7）DAPI 染色

显色反应完成后,用 TBS 缓冲液稀释好 DAPI(1∶1000),每个载玻片滴加 500 μL,室温染色 10 min。

2.2.15　荧光成像

将经过荧光组织学染色的样品贴片后,每个载玻片滴加 150 μL 自制的封片液（mounting medium）,盖上盖玻片后在显微镜下进行拍照与观察。荧光染色脑切片均采用 Zeiss LSM800 共焦显微镜以 10 倍或 20 倍物镜进行拍照与观察,用 Zeiss Zen 软件进行成像与图片处理。

封片液配制方法：将配方中试剂加入一个干净的蓝口瓶,并放入一个转子。在一个大烧杯中加入沸水,将蓝口瓶放入沸水中。将大烧杯置于电子搅拌器上 200℃加热并搅拌直至蓝口瓶中溶液澄清透明。待溶液冷却后分装于－20℃冰箱保存待用。自制封片液配方如表 2-7 所示。

表 2-7　自制封片液配方

药品或试剂	质量或体积
多聚乙醇(平均分子量 15 000)	4.8 g
甘油	12 g
1 mol/L Tris 盐酸缓冲液(pH 值 8.0)	4.8 mL
双蒸水	31.2 mL

2.2.16　细胞计数统计

使用 Image J 或 Adobe Photoshop 计数工具对 Zeiss Zen 软件导出的图像进行分析。在 c-fos 染色实验中,统计各个脑区 c-fos 阳性神经元的细胞密度。在每个脑区,随机选取 3～5 个脑切片,手动勾勒出大脑切片上目标脑区的轮廓。通过 Image J 自动计算出目标脑区的面积,然后计算脑区轮廓内 c-fos 阳性神经元的数量,并除以每个截面脑区轮廓的面积,计算出每张大脑切片中该脑区内 c-fos 阳性神经元的细胞密度。各个脑区的 c-fos 阳性神经元的最终细胞密度为同一小鼠各个大脑切片中该脑区细胞密度的平均值。双色荧光原位杂交结果(c-fos$^+$、vGlut2$^+$ 或 c-fos$^+$、vGAT$^+$ 神经元的计数统计)和 CTB 逆行标记结果(c-fos$^+$、CTB$^+$ 神经元的计数统计)与上文描述的 c-fos 染色实验相同。每个细胞类群的最终百分比是每只小鼠中包含该目标区域的大脑切片中该脑区百分比的平均值。为了量化 PSTh 中表达 TeLC 的神经元的比例,我们用同样的方法计算了 PSTh 中 TeLC$^+$ 神经元的数量和 DAPI 信号的数量。每只小鼠的感染率表示 PSTh 中 TeLC$^+$ 神经元对 DAPI 信号的百分比。

第3章 捕食者气味分子2MT可引起小鼠急性体温降低

在恒温动物中,体温也可以被暂时上调或下调,以应对特定的环境和生理挑战,促进生存[53-57]。例如,发烧是一种常见的生理反应,由免疫系统激活以对抗感染[58-59];一些动物会经历冬眠或麻木(torpor)的状态,这是一种以低温和低代谢为特征的生理不活跃状态,以保存能量对抗低温和食物紧缺的威胁[60-61]。体温也可以被情绪(如恐惧和愤怒)所调控[2]。在人类中,恐惧或焦虑对体温变化和血管收缩、舒张有类似的影响,从而产生寒战或热感。许多语言描述了这样的情形,例如,"毛骨悚然"这个词描述了在极度的恐惧下,机体感觉寒冷的情况。

本书用捕食者气味分子2MT和体温记录系统建立了一个先天恐惧性体温降低现象的行为范式,接着进行c-fos染色和神经束追踪,通过光遗传学、化学遗传学、神经毒素对神经元激活或失活的方法,在啮齿类动物小鼠的神经系统中找到特异的调控先天恐惧性体温降低现象的关键神经元及其环路机制。

3.1 体温记录系统

我们设计了如图3-1所示的体温记录系统来记录小鼠的体温变化。

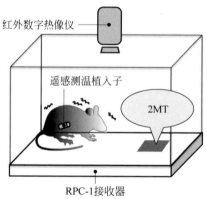

图3-1 皮肤温度和核心体温记录系统

在实验前一周,通过手术将体温传感器置于小鼠腹腔内,并将小鼠单笼饲养。实验前一天,用脱毛膏和剃须刀将小鼠背部的毛发去除。实验当天,将无经验的小鼠放在一个干净透明且上方开口的笼子中适应 30 min。之后,将 20 μL 的 2MT 滴入约 2 cm^2 大小的滤纸中,并将滤纸放入笼子正中央。2MT 刺激 15 min 后取出滤纸。这一行为范式代表的是无经验的小鼠突然探测到捕食者气味时所引起的恐惧性体温变化现象。

3.2　2MT 刺激引起野生型小鼠急性尾巴温度升高和体温降低的现象

我们之前的研究发现,$Trpa1^{-/-}$ 小鼠缺乏响应 2MT、TMT 和蛇皮刺激所产生的先天恐惧性防御行为,如冻结反应。在这一发现的基础上,对无经验的野生型小鼠和无经验的 $Trpa1^{-/-}$ 小鼠分别进行了 2MT 刺激和体温记录。我们观察到一个有趣的现象,在加入滴有 2MT 的滤纸后,野生型小鼠的尾巴温度迅速升高,同时背部皮肤温度迅速降低;而 $Trpa1^{-/-}$ 小鼠的背部皮肤温度和尾巴温度几乎没有任何变化。如图 3-2 所示。

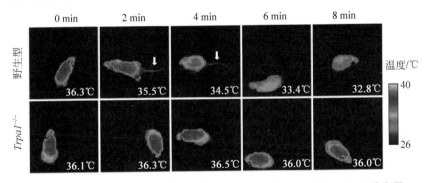

图 3-2　野生型小鼠与 $Trpa1^{-/-}$ 小鼠在 2MT 刺激下的热成像图(见文前彩图)

接着,分别对小鼠尾巴温度与背部皮肤温度的变化进行了数据统计分析,发现在野生型小鼠中,尾巴温度升高的同时,背部皮肤温度也开始降低。尾巴的温度在 5 min 左右时达到最高,之后开始降低,并在 10 min 左右时恢复到 2MT 刺激之前的室温状态。而 $Trpa1^{-/-}$ 小鼠的尾部温度在 2MT 刺激过程中几乎没有变化。如图 3-3 所示。

与此同时,野生型小鼠的背部皮肤温度也在 10 min 左右时达到最低点。而 $Trpa1^{-/-}$ 小鼠的背部皮肤温度几乎没有变化。在平均尾巴温度升

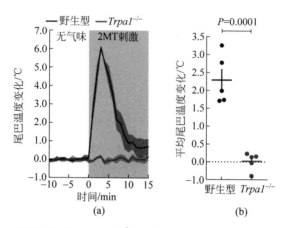

图 3-3　野生型小鼠与 $Trpa1^{-/-}$ 小鼠在 2MT 刺激下尾巴温度的变化

（a）野生型小鼠与 $Trpa1^{-/-}$ 小鼠在 2MT 刺激下尾巴温度的变化曲线；（b）野生型小鼠与 $Trpa1^{-/-}$ 小鼠在 2MT 刺激下尾巴温度的平均升高程度。误差线为±标准误差（SEM），用 T 检验进行差异统计

高（图 3-3）和平均皮肤温度降低的程度上野生型小鼠和 $Trpa1^{-/-}$ 小鼠具有显著差异。如图 3-4 所示。

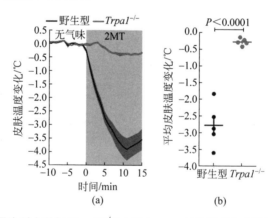

图 3-4　野生型小鼠与 $Trpa1^{-/-}$ 小鼠在 2MT 刺激下背部皮肤温度的变化

（a）野生型小鼠与 $Trpa1^{-/-}$ 小鼠在 2MT 刺激下背部皮肤温度的变化曲线；（b）野生型小鼠与 $Trpa1^{-/-}$ 小鼠在 2MT 刺激下背部皮肤温度的平均降低程度。误差线为±标准误差（SEM），用 T 检验进行差异统计

　　对小鼠核心温度变化进行数据统计分析后发现，与背部皮肤温度的变化一致，野生型小鼠的核心温度在小鼠感知到 2MT 刺激后迅速降低，

而 $Trpa1^{-/-}$ 小鼠的核心温度几乎没有任何变化。如图 3-5 所示。

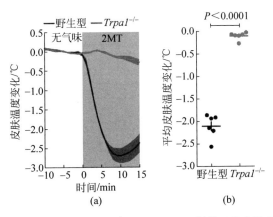

图 3-5　野生型小鼠与 $Trpa1^{-/-}$ 小鼠在 2MT 刺激下核心温度的变化

（a）野生型小鼠与 $Trpa1^{-/-}$ 小鼠在 2MT 刺激下核心温度的变化曲线；（b）野生型小鼠与 $Trpa1^{-/-}$ 小鼠在 2MT 刺激下核心温度的平均降低程度。误差线为±标准误差（SEM），用 T 检验进行差异统计

　　小鼠背部皮肤温度和小鼠核心温度的迅速降低说明小鼠在 2MT 刺激后机体的整体热量迅速散失。同时,我们注意到小鼠尾巴温度在 2MT 刺激后出现急性升高的现象,这表示小鼠尾巴在 2MT 刺激下出现了急性的血管舒张。与人类不同的是,以小鼠为代表的啮齿类动物没有汗腺,无法通过汗液的蒸发来散热,而是通过耳朵、尾巴等没有毛发覆盖的皮肤来散热。因此,尾巴是小鼠调节体温变化的重要器官,在血管舒张时能加速机体的热量散失[62]。以上现象提示我们,2MT 刺激所引起的小鼠体温降低现象可能是通过尾巴加速机体散热反应所致。因而对尾部血管舒张的调控对 2MT 刺激所引起的体温降低现象至关重要。

3.3　TRPA1 激动剂 CNA 不能在野生型小鼠中引起急性体温降低现象

　　前面的实验结果证实了 $Trpa1$ 基因对 2MT 诱导的恐惧性体温降低现象的必要性。那么,TRPA1 离子通道的激活是否能直接导致小鼠的体温降低呢?我们用另外一种天然的非捕食者气味的 TRPA1 激动剂肉桂醛（cinnamaldehyde,CNA）对野生型小鼠进行刺激,并记录其背部皮肤温度变化,进一步分析 TRPA1 激活对小鼠体温变化的充分性。研究发现 CNA 对野生型小鼠的刺激并不会导致其出现皮肤温度降低的现象。如图 3-6 所示。

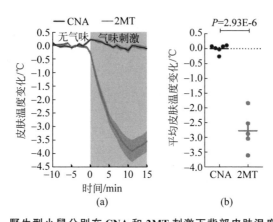

图 3-6   野生型小鼠分别在 CNA 和 2MT 刺激下背部皮肤温度的变化

(a) 野生型小鼠分别在 CNA 和 2MT 刺激下背部皮肤温度的变化曲线;(b) 野生型小鼠分别在 CNA 和 2MT 刺激下背部皮肤温度的平均降低程度。误差线为±标准误差(SEM),用 T 检验进行差异统计

这一结果表明 TRPA1 离子通道虽然介导了 2MT 刺激所引起的体温降低现象,但 TRPA1 离子通道的激活并不是导致小鼠体温降低的决定性因素。我们推断,捕食者气味分子 2MT 在小鼠上所引起的恐惧情绪是导致小鼠出现体温降低现象的关键因素,因为 CNA 对小鼠来说并不是一种恐惧信号,所以没有引起小鼠体温降低的反应。而 2MT 所引起的恐惧情绪可能是包含 TRPA1 离子通道在内的多种感觉刺激综合的结果。未来需要对 2MT 与 CNA 的感知与信号传递的过程进行更加细致的研究,来弄清楚这两者间的具体差异,进而对 2MT 引起先天性恐惧行为与生理变化的机制有更加细致的理解。

3.4   2MT 刺激诱导的野生型小鼠和 $Trpa1^{-/-}$ 小鼠全脑 c-fos 表达分析

为了进一步探究 2MT 导致体温降低的神经机制,我们用免疫组化染色的方法比较了野生型小鼠和 $Trpa1^{-/-}$ 小鼠在 2MT 刺激后全脑范围内的 c-fos 的表达情况。我们观察到,相较 $Trpa1^{-/-}$ 小鼠,野生型小鼠的大脑在一些已知的调控恐惧、压力下，体温调节和血管舒张、收缩的脑区表达 c-fos 的神经元数量显著增加，如中央杏仁核（CeA）、下丘脑室旁核（PVN）和腹外侧中脑水管灰质（vlPAG）[21, 56, 63-66]。如图 3-7 所示。

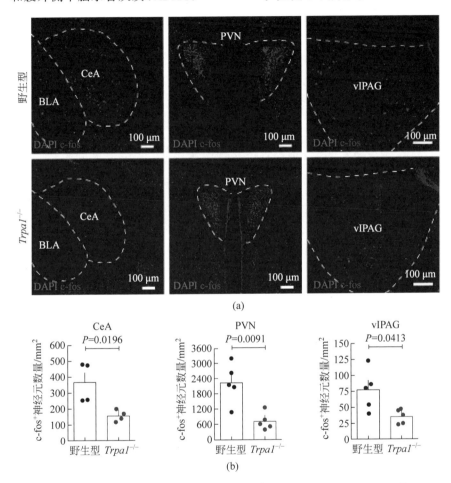

图 3-7　2MT 刺激下野生型小鼠和 *Trpa1*$^{-/-}$ 小鼠 CeA、PVN 和 vlPAG 的 c-fos 表达（见文前彩图）

（a）野生型小鼠和 *Trpa1*$^{-/-}$ 小鼠 CeA、PVN 和 vlPAG 中 2MT 诱导的 c-fos 表达的代表性图像；（b）野生型小鼠和 *Trpa1*$^{-/-}$ 小鼠 CeA、PVN 和 vlPAG 中 2MT 诱导的 c-fos 表达的定量分析。误差线为 ± 标准误差（SEM），用 *T* 检验进行差异统计

与之相反，在野生型小鼠的视前区（POA），如中间视前核（MnPO）和腹内侧视前核（VMPO），表达 c-fos 的神经元数量相较于 *Trpa1*$^{-/-}$ 小鼠显著

减少。然而，我们在外侧臂旁核背侧部分（LPBD）未观察到 c-fos 表达的差异，如图 3-8 所示。

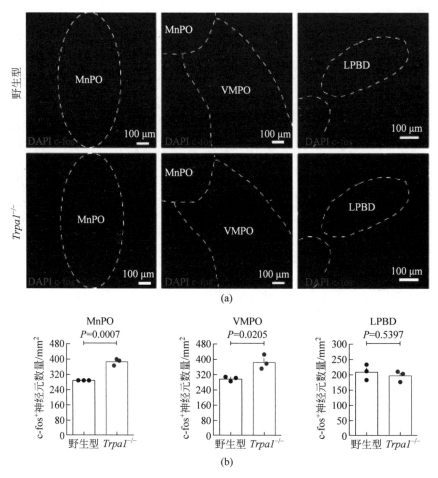

图 3-8　**2MT 刺激下野生型小鼠和 *Trpa1*$^{-/-}$ 小鼠 MnPO、**
VMPO 和 LPBD 的 c-fos 表达（见文前彩图）

（a）野生型小鼠和 *Trpa1*$^{-/-}$ 小鼠 MnPO、VMPO 和 LPBD 中 2MT 诱导的 c-fos 表达的代表性图像；（b）野生型小鼠和 *Trpa1*$^{-/-}$ 小鼠 MnPO、VMPO 和 LPBD 中 2MT 诱导的 c-fos 表达的定量分析。误差线为±标准误差（SEM），用 *T* 检验进行差异统计

在 2MT 刺激中被抑制的神经元 c-fos 表达会减少，这一结果表明在 2MT 刺激中，一些未知的神经通路可能通过抑制 MnPO、VMPO 的体温来调控神经元，进而导致体温降低。LPBD 中未观察到 c-fos 表达的差异，则

表明 LPBD 调控体温变化的神经元没有在 2MT 引起的体温降低现象中发挥关键作用。

同时,我们还发现 2MT 刺激在野生型小鼠中引起了外侧臂旁核外侧部分(PBel)、后丘脑下旁核(PSTh)和孤束核(NTS)中表达 c-fos 的神经元数量显著增加,而在 $Trpa1^{-/-}$ 小鼠中则没有。如图 3-9 所示。

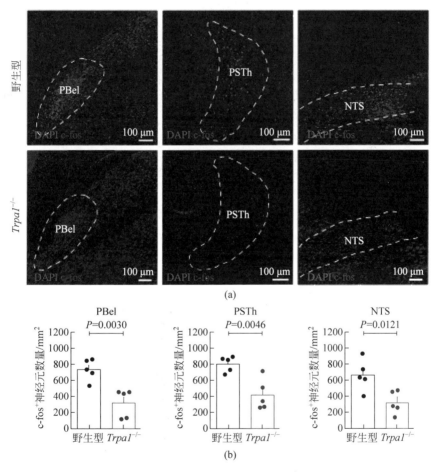

图 3-9　2MT 刺激下野生型小鼠和 $Trpa1^{-/-}$ 小鼠 PBel、
PSTh 和 NTS 的 c-fos 表达(见文前彩图)

(a)野生型小鼠和 $Trpa1^{-/-}$ 小鼠 PBel、PSTh 和 NTS 中 2MT 诱导的 c-fos 表达的代表性图像;(b)野生型小鼠和 $Trpa1^{-/-}$ 小鼠 PBel、PSTh 和 NTS 中 2MT 诱导的 c-fos 表达的定量分析。误差线为±标准误差(SEM),用 T 检验进行差异统计

　　PBel 包含了多个神经元类群,涉及不同感觉信息的处理,如温度、疼痛和味觉[53-55,67-73]。PSTh 是一个运动控制中心[74],是治疗帕金森病的一个深脑刺激靶点[75-76]。NTS 是许多体温调节通路的关键中枢[56,64-65],此外,NTS 的激活会抑制脑干中一个关键的血管舒缩控制核 RVLM 的神经元活性来诱导尾部血管舒张[77]。NTS 的已知功能提示我们,NTS 和其上游的输入核团可能参与调控了 2MT 刺激引起的体温降低现象。

第 4 章 PSTh-NTS 神经通路参与 2MT 引起的体温降低现象

4.1 NTS 在 2MT 刺激中主要接受来自 PSTh 的兴奋性投射

4.1.1 NTS 在 2MT 刺激中接收来自多个脑区的投射

为了确定投射到 NTS 的上游核团,将霍乱毒素 B 亚基耦联的 Alexa Fluor 488(CTB-488)单侧注射到 NTS 脑区,对投射到 NTS 的神经元进行逆向追踪。如图 4-1 所示。

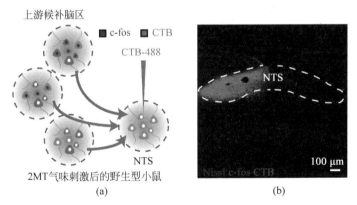

图 4-1 逆向追踪 2MT 激活的投射到 NTS 的上游核团(见文前彩图)

(a) 对 NTS 逆向追踪筛选 2MT 激活的上游核团;(b) CTB 注射位点的代表性图像

之后对注射了 CTB 的小鼠进行 2MT 刺激,通过免疫组化染色观察 2MT 刺激后 c-fos 的表达和 CTB 的标记情况。因为 NTS 在 2MT 刺激中被高度激活,我们推测,如果投射到 NTS 的上游核团参与调控了 2MT 诱导的体温降低现象,那么在这一核团中,CTB-488 的标记将与 2MT 诱导的 c-fos 表达重合。

我们发现 PSTh、PBel、PVN 和 CeA 这 4 个脑区中存在被 c-fos 和

CTB-488 共同标记的神经元。如图 4-2 所示。

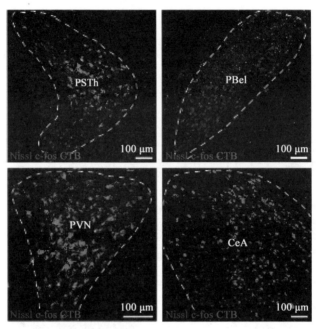

图 4-2   PSTh、PBel、PVN 和 CeA 中存在被 c-fos 和 CTB-488 共同标记的神经元（见文前彩图）

4.1.2   PSTh 是 NTS 在 2MT 刺激中的主要输入上游

我们进行了细胞计数分析，发现 PSTh 脑区的 c-fos$^+$、CTB$^+$ 双阳性神经元占 CTB 阳性神经元的比例最高（约 32%）。如图 4-3 所示。

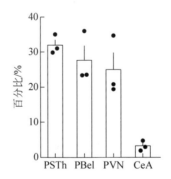

图 4-3   PSTh、PBel、PVN 和 CeA 中双阳性神经元占 CTB 阳性神经元的比例

　　这一结果表明 PSTh 脑区是 NTS 在 2MT 刺激中的主要输入上游,提示 PSTh-NTS 通路可能参与调控 2MT 刺激所诱导的体温降低现象。

4.1.3　2MT 主要激活了 PSTh 谷氨酸能神经元

　　为了确定 2MT 激活的 PSTh 神经元的神经递质类型,我们用反义 RNA 探针进行了双色荧光原位杂交,以检测 c-fos 和泡状谷氨酸转运体 2 (vGlut2)或泡状 GABA 转运体(vGAT)在 PSTh 脑区的 mRNA 表达情况。如图 4-4 所示。

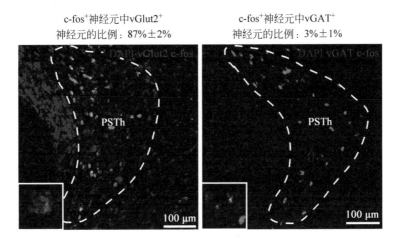

图 4-4　PSTh 中 c-fos⁺ 与 vGlut2⁺ 或 vGAT⁺ 阳性神经元的代表性图像和定量分析(见文前彩图)

　　结果表明,2MT 激活的 c-fos 阳性的 PSTh 神经元中大多数表达 vGlut2(87%±2%),少数表达 vGAT(3%±1%)。因此,大多数 2MT 激活的 PSTh 神经元是表达 vGlut2 的兴奋性谷氨酸能神经元,这表明 2MT 激活了一条从 PSTh 投射到 NTS 的激活性神经通路。

4.2　抑制 PSTh-NTS 神经通路能抑制 2MT 刺激产生的体温降低现象

4.2.1　化学遗传学抑制 PSTh 谷氨酸能神经元

　　为了进一步研究表达 vGlut2 的 PSTh 神经元是否对 2MT 刺激引起的尾巴温度升高和体温降低现象起关键作用,我们利用设计药物特异性激活的设计受体(DREADD)系统,对表达 vGlut2 的 PSTh 神经元进行特异性的抑制实验。将 AAV2/9-hSyn-DIO-hM4Di-mCherry 或 AAV2/10-EF1a-DIO-mCherry 双侧注射到 vGlut2-IRES-Cre 小鼠的 PSTh 脑区中,AAV 病毒会在表达 vGlut2 的 PSTh 神经元中特异性表达 hM4Di 或 mCherry。如图 4-5 所示。

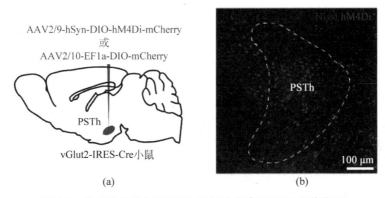

图 4-5　化学遗传学抑制 PSTh 谷氨酸能神经元(见文前彩图)

(a) 病毒注射示意图;(b) hM4Di 在 PSTh 神经元中表达情况的代表性图像

为了抑制表达 vGlut2 的 PSTh 神经元的神经活性,用氯氮平类似物 21(C21,1 mg/kg)对表达 mCherry 或 hM4Di 的小鼠进行腹腔注射,并在 30 min 后对小鼠进行 2MT 刺激并记录其体温变化。我们发现,与 mCherry 表达的小鼠相比,表达 hM4Di 的 PSTh 神经元的化学遗传抑制减弱了 2MT 刺激引起的尾巴温度升高和背部皮肤温度降低的现象。如图 4-6 所示。

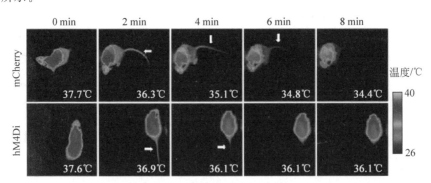

图 4-6　化学抑制 PSTh 谷氨酸能神经元后小鼠在 2MT 刺激下的热成像图(见文前彩图)

接着,我们对小鼠尾巴温度的变化进行了数据统计分析,发现表达 mCherry 的小鼠和表达 hM4Di 的小鼠在尾巴温度的变化上具有显著差异 $[\Delta T_t$:hM4Di,(1.09 ± 0.14)℃ vs. mCherry,(2.47 ± 0.38)℃,$P = 0.0097]$。如图 4-7 所示。

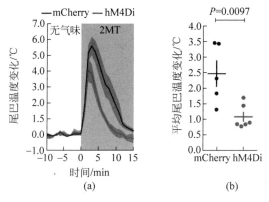

图 4-7 化学抑制 PSTh 谷氨酸能神经元后小鼠在 2MT 刺激下尾巴温度的变化

(a) 表达 mCherry 的小鼠与表达 hM4Di 的小鼠在 2MT 刺激下尾巴温度的变化曲线;
(b) 表达 mCherry 的小鼠与表达 hM4Di 的小鼠在 2MT 刺激下尾巴温度的平均升高程度。
误差线为±标准误差(SEM),用 T 检验进行差异统计

表达 hM4Di 的小鼠中 2MT 刺激引起的背部皮肤温度的降低被显著抑制 $[\Delta T_s$:hM4Di,(-1.37 ± 0.12)℃ vs. mCherry,(-2.14 ± 0.16)℃,$P = 0.0027]$。如图 4-8 所示。

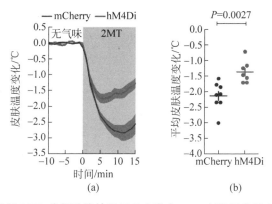

图 4-8 化学抑制 PSTh 谷氨酸能神经元后小鼠在 2MT 刺激下背部皮肤温度的变化

(a) 表达 mCherry 的小鼠与表达 hM4Di 的小鼠在 2MT 刺激下背部皮肤温度的变化曲线;
(b) 表达 mCherry 的小鼠与表达 hM4Di 的小鼠在 2MT 刺激下背部皮肤温度的平均降低程度。误差线为±标准误差(SEM),用 T 检验进行差异统计

表达 hM4Di 的小鼠核心温度的降低被显著抑制 $[\Delta T_c$：hM4Di，(-1.44 ± 0.12)℃ vs. mCherry，(-2.29 ± 0.24)℃；$P = 0.0061]$。如图 4-9 所示。

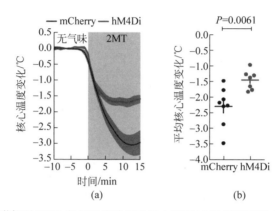

图 4-9　化学抑制 PSTh 谷氨酸能神经元后小鼠在 2MT 刺激下核心温度的变化

（a）表达 mCherry 的小鼠与表达 hM4Di 的小鼠在 2MT 刺激下核心温度的变化曲线；（b）表达 mCherry 的小鼠与表达 hM4Di 的小鼠在 2MT 刺激下核心温度的平均降低程度。误差线为±标准误差（SEM），用 T 检验进行差异统计

4.2.2　TeLC 介导的 PSTh-NTS 神经通路的抑制

为了确定 PSTh-NTS 通路是否对 2MT 刺激引起的小鼠体温降低现象起关键作用，我们分别在投射到 NTS 的 PSTh 神经元中特异性表达破伤风毒素轻链（TeLC）和 EGFP，特异性地抑制 PSTh-NTS 神经通路。如图 4-10 所示。

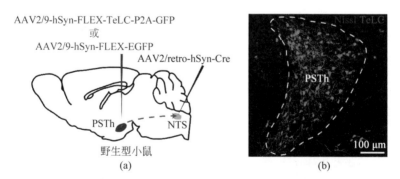

图 4-10　TeLC 介导的 PSTh-NTS 神经通路的抑制（见文前彩图）

（a）病毒注射示意图；（b）TeLC 在 PSTh 神经元中表达情况的代表性图像

破伤风毒素轻链（TeLC）是一种神经毒素，在神经元中表达后，可以抑制神经元神经递质的释放。我们发现，在投射到 NTS 的 PSTh 神经元中，TeLC 表达介导的神经递质释放的阻断消除了 2MT 刺激引起的尾巴温度升高的现象，也减弱了 2MT 刺激引起的背部皮肤温度降低的现象。如图 4-11 所示。

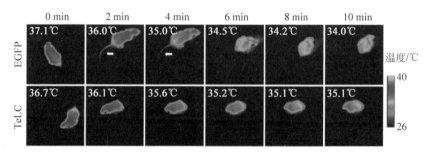

图 4-11　TeLC 介导 PSTh-NTS 神经通路抑制后小鼠在 2MT 刺激下的热成像图（见文前彩图）

我们分别对小鼠尾巴温度与背部皮肤温度的变化进行了数据统计分析，发现在表达 TeLC 的小鼠中，2MT 刺激所引起的尾巴温度升高现象被完全抑制，但在表达 EGFP 的小鼠中，尾巴温度升高的现象没有受到影响 [ΔT_t：TeLC，(0.34 ± 0.11)℃ vs. EGFP，(1.40 ± 0.17)℃，$P=0.0091$]。如图 4-12 所示。

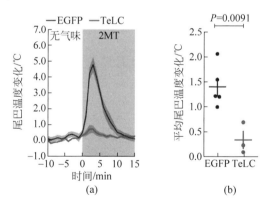

图 4-12　TeLC 介导 PSTh-NTS 神经通路抑制后小鼠在 2MT 刺激下尾巴温度的变化

（a）表达 TeLC 的小鼠与表达 EGFP 的小鼠在 2MT 刺激下尾巴温度的变化曲线；（b）表达 TeLC 的小鼠与表达 EGFP 的小鼠在 2MT 刺激下尾巴温度的平均升高程度。误差线为 ±标准误差（SEM），用 T 检验进行差异统计表达 TeLC 的小鼠背部皮肤温度的降低被显著抑制[ΔT_s：TeLC，(-1.12 ± 0.12)℃ vs. EGFP，(-1.83 ± 0.13)℃，$P=0.0210$]。如图 4-13 所示。

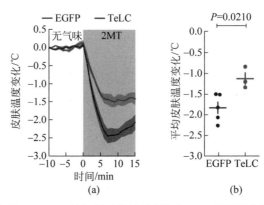

图 4-13　TeLC 介导 PSTh-NTS 神经通路抑制后小鼠在 2MT 刺激下背部皮肤温度的变化

（a）表达 TeLC 的小鼠与表达 EGFP 的小鼠在 2MT 刺激下背部皮肤温度的变化曲线；
（b）表达 TeLC 的小鼠与表达 EGFP 的小鼠在 2MT 刺激下背部皮肤温度的平均降低程度。误差线为±标准误差（SEM），用 T 检验进行差异统计

研究发现，表达 TeLC 的小鼠核心温度的降低也被显著抑制[ΔT_c：TeLC，(-0.97 ± 0.21)℃ vs. EGFP，(-2.00 ± 0.18)℃，$P=0.0214$]。如图 4-14 所示。

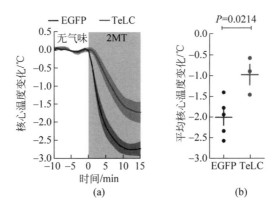

图 4-14　表达 TeLC 的小鼠与表达 EGFP 的小鼠在 2MT 刺激下核心温度的变化

（a）表达 TeLC 的小鼠与表达 EGFP 的小鼠在 2MT 刺激下核心温度的变化曲线；（b）表达 TeLC 的小鼠与表达 EGFP 的小鼠在 2MT 刺激下核心温度的平均降低程度。误差线为±标准误差（SEM），用 T 检验进行差异统计

　　这一结果表明了 PSTh 神经元在 NTS 脑区的神经递质释放是 2MT 刺激引起尾巴温度升高的必要条件,对小鼠体温的降低起到了关键作用。这些数据表明,PSTh-NTS 神经通路在 2MT 刺激引起的体温降低现象中起到了至关重要的作用,这很可能是一个调控机体散热反应的新通路。但我们并不能排除这一结果是由于 TeLC 在 PSTh 神经元的表达同时抑制了这些神经元在 NTS 之外其他脑区的神经递质的释放所产生的。

　　我们还检查了表达破伤风毒素轻链(TeLC)的病毒在 PSTh 脑区的感染效率和对 2MT 引起的体温降低现象的抑制效果之间的关系。研究发现,病毒的感染效率与对 2MT 引起的体温降低现象的抑制效果之间存在极好的正相关关系。2MT 处理后,TeLC 标记的投射到 NTS 的 PSTh 神经元数量越多,皮肤温度和核心温度的降低越小。如图 4-15 所示。

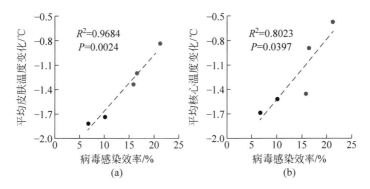

图 4-15　TeLC 的抑制作用取决于病毒感染效率

(a) TeLC 对背部皮肤温度降低的抑制作用与病毒感染效率的关系;(b) TeLC 对核心温度降低的抑制作用与病毒感染效率的关系。采用线性回归进行统计分析,每个图中的两个黑点表示两只病毒感染效率低的小鼠

　　这些结果进一步证实,2MT 刺激激活了 PSTh-NTS 通路,诱导小鼠尾巴温度升高和体温降低现象。然而,我们不能排除投射到 NTS 的 PSTh 神经元同时也投射到其他脑区,进而在 2MT 刺激中诱导体温降低现象的可能性。

4.3　光激活 PSTh-NTS 神经通路能产生尾巴温度升高和体温降低现象

4.3.1　光激活投射到 NTS 的 PSTh 神经元胞体

　　为了确定 PSTh-NTS 神经通路的功能,我们通过双侧注射 AAV2/retro-hSyn-ChR2-EYFP 或 AAV2/retro-hSyn-EGFP 到 NTS 脑区,分别在

所有投射到 NTS 的神经元中逆行表达通道视紫红质 2(ChR2)或 EGFP。
接着在 PSTh 上方植入光纤，激活投射到 NTS 的 PSTh 神经元胞体。如
图 4-16 所示。

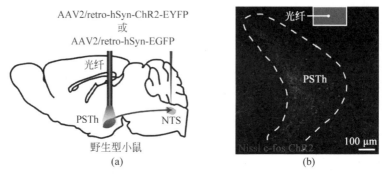

图 4-16   光激活投射到 NTS 的 PSTh 神经元胞体(见文前彩图)

(a) 病毒注射示意图；(b) ChR2 在 PSTh 表达情况的代表性图像

我们发现，蓝光刺激投射到 NTS 的 PSTh 神经元胞体可导致表达
ChR2 的小鼠出现强烈的尾巴温度升高和背部皮肤温度降低的现象。如
图 4-17 所示。

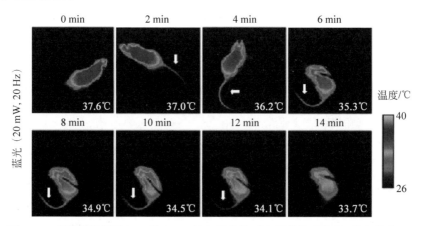

图 4-17   光激活投射到 NTS 的 PSTh 神经元胞体时小鼠的热成像图(见文前彩图)

定量分析发现，投射到 NTS 的 PSTh 神经元胞体被蓝光激活后，相比
表达 EGFP 的小鼠，表达 ChR2 的小鼠尾巴温度显著升高[ΔT_t：ChR2，
(3.96±0.39)℃ vs. EGFP，(−0.03±0.05)℃；$P<0.0001$]。如图 4-18
所示。

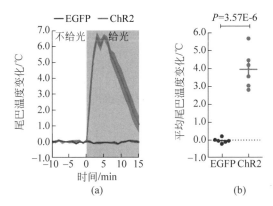

图 4-18　光激活投射到 NTS 的 PSTh 神经元胞体时小鼠尾巴温度的变化

（a）表达 ChR2 的小鼠与表达 EGFP 的小鼠在蓝光刺激下尾巴温度的变化曲线；（b）表达 ChR2 的小鼠与表达 EGFP 的小鼠在蓝光刺激下尾巴温度的平均升高程度。误差线为±标准误差（SEM），用 T 检验进行差异统计

与此同时，表达 ChR2 的小鼠背部皮肤温度显著降低[ΔT_s：ChR2，（-1.92 ± 0.23）℃ vs. EGFP，（-0.35 ± 0.05）℃，$P < 0.0001$]。如图 4-19 所示。

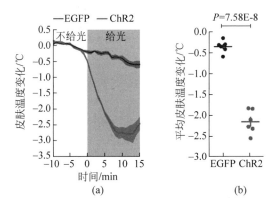

图 4-19　光激活投射到 NTS 的 PSTh 神经元胞体时小鼠背部皮肤温度的变化

（a）表达 ChR2 的小鼠与表达 EGFP 的小鼠在蓝光刺激下背部皮肤温度的变化曲线；（b）表达 ChR2 的小鼠与表达 EGFP 的小鼠在蓝光刺激下背部皮肤温度的平均降低程度。误差线为±标准误差（SEM），用 T 检验进行差异统计

在表达 ChR2 的小鼠中，核心温度在蓝光刺激下也显著降低，而在表达 EGFP 的对照组小鼠中则没有[ΔT_c：ChR2，（-1.81 ± 0.21）℃ vs. EGFP，（-0.31 ± 0.06）℃，$P < 0.0001$]。如图 4-20 所示。

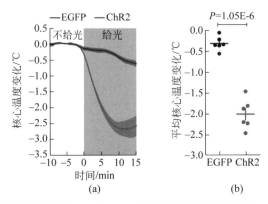

图 4-20　光激活投射到 NTS 的 PSTh 神经元胞体时小鼠的核心温度的变化

（a）表达 ChR2 的小鼠与表达 EGFP 的小鼠在蓝光刺激下核心温度的变化曲线；（b）表达 ChR2 的小鼠与表达 EGFP 的小鼠在蓝光刺激下核心温度的平均降低程度。误差线为±标准误差（SEM），用 T 检验进行差异统计

这一结果表明 PSTh-NTS 神经通路的激活是引起小鼠尾巴温度升高和体温降低的充分条件，进一步证实了 PSTh 神经元具有在 2MT 刺激过程中调控体温变化的功能。

值得注意的是，这个实验有一个潜在的缺陷，即用逆向标记的方法标记的投射到 NTS 的 PSTh 神经元，也有可能同时投射到 NTS 之外的其他脑区。光激活 PSTh 脑区的神经元所产生的尾巴温度升高和体温降低现象，也可能是 PSTh 神经元通过其他脑区的投射所产生的作用，但我们目前的实验结果无法排除这一可能性。对于 NTS 是否是 PSTh 调控体温降低现象的下游脑区还需要进一步的实验证明。

4.3.2　光激活 PSTh 神经元在 RNTS 和 CNTS 的轴突末梢

为了进一步确认 PSTh-NTS 通路是否参与体温调节，我们通过双侧注射 AAV2/9-EF1a-DIO-ChR2-mCherry 或 AAV2/9-EF1a-DIO-mCherry 到 vGlut2-IRES-Cre 小鼠的 PSTh 脑区，分别在 vGlut2 阳性的 PSTh 神经元中表达 ChR2 或 mCherry，并将光纤植入 NTS 脑区。如图 4-21 所示。

由于 NTS 是一个相当大的区域，分别将光纤植入前侧 NTS（RNTS，AP 坐标−7.0）或尾侧 NTS（CNTS，AP 坐标−7.8），并用蓝光激活 vGlut2 阳性的 PSTh 神经元投射到这里的轴突末梢，来确认 NTS 参与调控 2MT 刺激引起的尾巴温度升高和体温降低现象的关键部分。如图 4-22 所示。

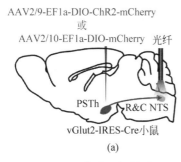
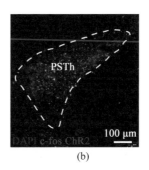

(a)　　　　　　　　　　(b)

图 4-21　光激活投射到 RNTS 和 CNTS 的 vGlut2 阳性的
PSTh 神经元轴突末梢（见文前彩图）

（a）病毒注射与光纤植入示意图；（b）ChR2 在 PSTh 表达情况的代表性图像

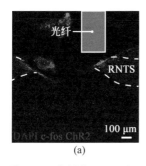
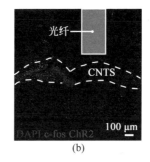

(a)　　　　　　　　　　(b)

图 4-22　光纤在 RNTS 和 CNTS 的植入位点（见文前彩图）

（a）ChR2 在 RNTS 的轴突末梢表达情况的代表性图像；（b）ChR2 在 CNTS 的
轴突末梢表达情况的代表性图像

　　我们发现，蓝光刺激 RNTS 中的 PSTh 神经元轴突末梢可导致表达
ChR2 的小鼠出现强烈的尾巴温度升高和背部皮肤温度降低的现象，而表
达 mCherry 的小鼠则没有。如图 4-23 所示。

　　数据分析发现，在表达 ChR2 的小鼠中，光刺激投射到 RNTS 的 PSTh
神经元轴突末梢，引起了强烈的尾巴温度升高的现象[RNTS，ΔT_t：ChR2，
$(4.17\pm0.62)℃$ vs. mCherry，$(0.03\pm0.26)℃$，$P=0.0123$；CNTS，ΔT_t：
ChR2，$(2.05\pm1.02)℃$ vs. mCherry，$(0.06\pm0.12)℃$，$P=0.3946$]。如
图 4-24 所示。

　　与此同时，与表达 mCherry 的小鼠相比，光刺激投射到 RNTS 的
PSTh 神经元轴突末梢时，表达 ChR2 的小鼠的背部皮肤温度也显著降低。
值得注意的是，光刺激投射到 CNTS 的 PSTh 神经元轴突末梢时，表达

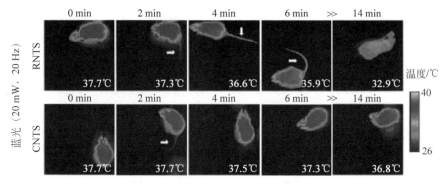

图 4-23　光激活投射到 RNTS 和 CNTS 的神经元轴突末梢时小鼠的
热成像图（见文前彩图）

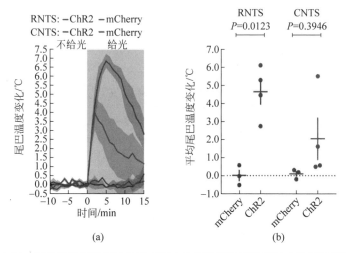

(a)　　　　　　　(b)

图 4-24　光激活投射到 RNTS 和 CNTS 的神经元轴突末梢时小鼠尾巴温度的
变化（见文前彩图）

（a）表达 ChR2 的小鼠与表达 mCherry 的小鼠在蓝光刺激 RNTS 和 CNTS 时尾巴温度的变化曲
线；（b）表达 ChR2 的小鼠与表达 mCherry 的小鼠在蓝光刺激 RNTS 和 CNTS 时尾巴温度的平
均升高程度。误差线为±标准误差（SEM），用双因素方差分析进行差异统计

ChR2 的小鼠的背部皮肤温度也有一定的降低趋势，但同样的降低趋势也
出现在表达 mCherry 的对照小鼠中。［RNTS，ΔT_s：ChR2，$(-2.39 \pm$
$0.16)℃$ vs. mCherry，$(-0.78 \pm 0.10)℃$，$P = 0.0003$；CNTS，ΔT_s：
ChR2，$(-1.35 \pm 0.17)℃$ vs. mCherry，$(-0.87 \pm 0.10)℃$，$P = 0.9655$］。
如图 4-25 所示。

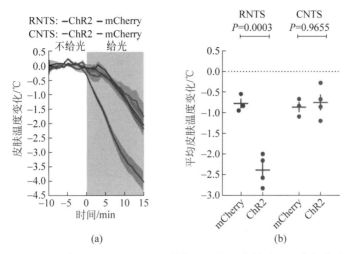

图 4-25　光激活投射到 RNTS 和 CNTS 的神经元轴突末梢时小鼠背部皮肤温度的变化（见文前彩图）

（a）表达 ChR2 的小鼠与表达 mCherry 的小鼠在蓝光刺激 RNTS 和 CNTS 时背部皮肤温度的变化曲线；（b）表达 ChR2 的小鼠与表达 mCherry 的小鼠在蓝光刺激 RNTS 和 CNTS 时背部皮肤温度的平均降低程度。误差线为±标准误差（SEM），用双因素方差分析进行差异统计

　　小鼠核心温度的变化情况与背部皮肤温度一致。与表达 mCherry 的小鼠相比，光刺激投射到 RNTS 的 PSTh 神经元轴突末梢时，表达 ChR2 的小鼠核心温度显著降低。[RNTS，ΔT_c：ChR2，（-1.73 ± 0.25）℃ vs. mCherry，（-0.26 ± 0.34）℃，$P=0.0100$；CNTS，ΔT_c：ChR2，（-0.30 ± 0.09）℃ vs. mCherry，（-0.05 ± 0.06）℃，$P=0.8923$]。我们认为，这一现象可能是激光在照射位点产生的热效应所致，但光刺激 RNTS 与 CNTS 的表型上的显著差异提示我们，PSTh-RNTS 通路在介导小鼠 2MT 刺激引起的体温降低现象中起到了主要作用，RNTS（而不是 CNTS）存在调控 2MT 刺激引起的体温降低现象的神经元。如图 4-26 所示。

　　我们还对光纤的植入位点与光刺激诱导的尾巴温度升高和体温降低的程度进行了分析，发现在坐标 AP $-6.8\sim-7.2$ 植入光纤的小鼠诱导的尾巴温度升高和体温降低的程度最强烈。如图 4-27 所示。

　　这些结果一方面确定了 NTS 是 PSTh 神经元在 2MT 刺激中调控体温变化的功能性下游，另一方面也证明了 RNTS（而不是 CNTS）是 NTS 脑区调控 2MT 刺激引起的尾巴温度升高和体温降低现象的主要区域。

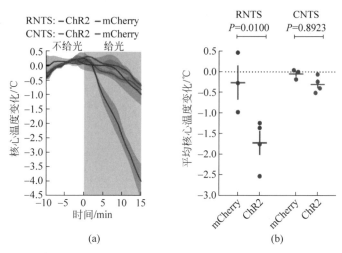

(a)   (b)

**图 4-26   光激活投射到 RNTS 和 CNTS 的神经元轴突末梢时小鼠核心温度的
             变化(见文前彩图)**

(a) 表达 ChR2 的小鼠与表达 mCherry 的小鼠在蓝光刺激 RNTS 和 CNTS 时核心温度的变化曲
线;(b) 表达 ChR2 的小鼠与表达 mCherry 的小鼠在蓝光刺激 RNTS 和 CNTS 时核心温度的平
均降低程度。误差线为±标准误差(SEM),用双因素方差分析进行差异统计

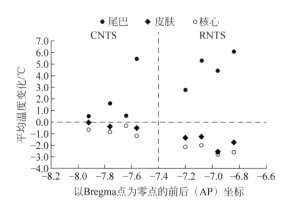

图 4-27   小鼠在蓝光刺激 NTS 不同位置时的温度变化

第5章 PBel-PSTh 神经通路参与 2MT 引起的体温降低现象

5.1 PSTh 在 2MT 刺激中主要接收来自 PBel 的兴奋性投射

5.1.1 PSTh 在 2MT 刺激中接收来自多个脑区的投射

为了进一步探究 2MT 激活 PSTh 神经元诱导体温降低现象的神经机制,我们通过单侧注射 CTB-488 到 PSTh 脑区,对投射到 PSTh 的神经元进行逆向追踪。如图 5-1 所示。

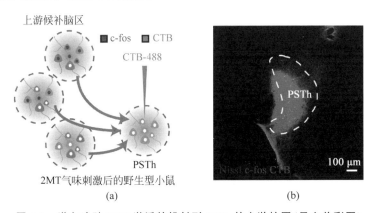

图 5-1 逆向追踪 2MT 激活的投射到 PSTh 的上游核团(见文前彩图)

(a) 逆向追踪 2MT 激活的投射到 PSTh 的上游核团;(b) CTB 注射位点的代表性图像

因为 PSTh 在 2MT 刺激中被高度激活,我们推测,如果投射到 PSTh 的上游核团参与调控了 2MT 诱导的体温降低现象,那么在这一核团中,CTB-488 的标记将与 2MT 诱导的 c-fos 表达重合。

我们观察了全脑 CTB-488 和 c-fos 的表达情况,发现 PBel、NTS、PVN 和 CeA 这 4 个脑区中存在被 c-fos 和 CTB-488 共同标记的神经元。在这 4 个脑区中,CeA 是一个已知的恐惧情绪中枢[3],PVN 是一个响应压力刺激调控内分泌变化的中心[78],PBel 被报道具有传递环境的寒冷感知调控体温的功能,NTS 则是一个脑干自主神经系统的中心。如图 5-2 所示。

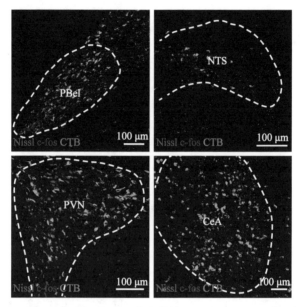

图 5-2　PBel、NTS、PVN 和 CeA 中存在被 c-fos 和 CTB-488 共同标记的神经元(见文前彩图)

5.1.2　PBel 是 PSTh 在 2MT 刺激中的主要输入上游

我们对 PBel、NTS、PVN 和 CeA 这 4 个脑区 CTB-488 和 c-fos 表达的重合情况进行了细胞计数分析,发现 PBel 脑区的 c-fos[+]、CTB[+] 双阳性神经元占 CTB 阳性神经元的比例最高(约 40%)。如图 5-3 所示。

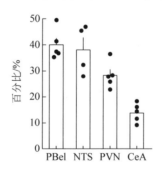

图 5-3　PBel、NTS、PVN 和 CeA 中双阳性神经元占 CTB 阳性神经元的比例

这一结果表明 PBel 脑区是 PSTh 在 2MT 刺激中的主要输入上游,这与最近的一些报道是一致的[66,79]。

5.1.3　2MT 主要激活了 PBel 谷氨酸能神经元

为了确定 2MT 激活的 PBel 神经元的神经递质类型,我们用反义 RNA 探针对包含 PBel 的大脑切片进行了双色荧光原位杂交,检测 c-fos 和泡状谷氨酸转运体 2(vGlut2)或泡状 GABA 转运体(vGAT)在 PBel 脑区的 mRNA 表达情况。如图 5-4 所示。

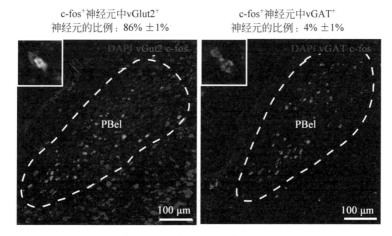

图 5-4　PBel 中 c-fos$^+$ 与 vGlut2$^+$ 或 vGAT$^+$ 阳性神经元的代表性图像和
定量分析(见文前彩图)

结果表明,2MT 激活的 c-fos 阳性的 PBel 神经元中大多数表达 vGlut2 (86%±1%),少数表达 vGAT(4%±1%)。因此,大多数 2MT 激活的 PBel 神经元是表达 vGlut2 的兴奋性谷氨酸能神经元,2MT 激活了一条从 PBel 投射到 PSTh 的激活性神经通路。

5.2　PBel 神经元主要通过 PBel-PSTh 神经通路引起体温降低现象

5.2.1　对 2MT 激活的 PBel 神经元的特异性标记

如果 2MT 激活的 PBel 神经元的活性与 2MT 刺激引起的体温降低现象存在因果联系,那么这些神经元的特异性激活可能足以诱导与 2MT 刺激引起的体温降低现象相似的表型。我们利用捕捉激活神经元集群系统（capturing activated neuronal ensemble，CANE）选择性地标记和操纵在 2MT 刺激下表达 c-fos 的神经元[52,70,80]。

将单笼饲养的 Fos^{TVA} 雄性小鼠用 2MT 刺激以诱导 PBel 神经短暂的 c-fos 和 TVA 表达。1 h 后，给经过 2MT 刺激的 Fos^{TVA} 小鼠的 PBel 脑区两侧注射 AAV2/9-EF1a-DIO-ChR2-mCherry 和伪慢病毒 CANE-LV-Cre。伪慢病毒 CANE-LV-Cre 可以特异性侵染表达 TVA 的 PBel 神经元并表达 Cre 重组酶。因此，使用 CANE 系统可以将 ChR2 的表达限制在 2MT 刺激下激活的 PBel 神经元中。如图 5-5 所示。

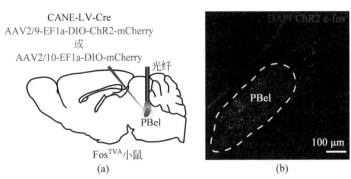

图 5-5　对 2MT 激活的 PBel 神经元的特异性标记（见文前彩图）
(a) 病毒注射与光纤植入示意图；(b) ChR2 在 PBel 表达情况的代表性图像

5.2.2　光激活 CANE 标记的 PBel 神经元胞体

接下来，在病毒注射的 PBel 区域上方植入光纤，用于蓝光刺激 2MT 激活的 PBel 神经元的细胞体。在蓝光刺激下，表达 ChR2 的 Fos^{TVA} 小鼠的背部皮肤温度显著降低，并伴有尾巴温度的短暂升高现象。但背部皮肤温度的降低和尾巴温度的升高有一定的延迟性，且背部皮肤温度的降低速率在小鼠尾巴温度开始升高后加快。我们推测这种延迟性是因为病毒标记效率较低所致。如图 5-6 所示。

对数据进行分析可发现，相对于表达 mCherry 的小鼠，表达 ChR2 的小鼠在蓝光刺激开始后 5 min 左右时尾巴温度显著升高，而表达 mCherry 的小鼠尾巴温度在光刺激前后没有显著变化[ΔT_t：ChR2，(1.39±0.40)℃ vs. mCherry，(0.14±0.04)℃，$P=0.0296$]。如图 5-7 所示。

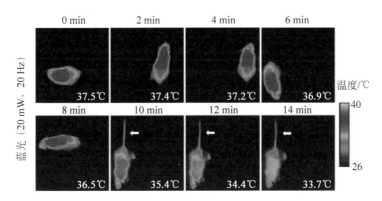

图 5-6　光激活 2MT 激活的 PBel 神经元胞体时小鼠的热成像图（见文前彩图）

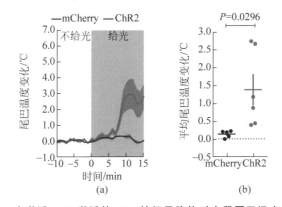

图 5-7　光激活 2MT 激活的 PBel 神经元胞体时小鼠尾巴温度的变化
（a）表达 ChR2 的小鼠与表达 mCherry 的小鼠在蓝光刺激下尾巴温度的变化曲线；（b）表达 ChR2 的小鼠与表达 mCherry 的小鼠在蓝光刺激下尾巴温度的平均升高程度。误差线为±标准误差(SEM)，用 T 检验进行差异统计

　　蓝光刺激下表达 ChR2 小鼠的背部皮肤温度与表达 mCherry 的小鼠相比显著降低，特别是在 5 min 左右时，小鼠尾巴温度出现升高后迅速降低 [ΔT_s：ChR2，(-1.20 ± 0.21)℃ vs. mCherry，(-0.40 ± 0.14)℃，$P=0.0147$]。如图 5-8 所示。

　　与背部皮肤温度的变化相同，相对于表达 mCherry 的小鼠，表达 ChR2 的小鼠在蓝光刺激中核心温度也显著降低 [ΔT_c：ChR2，(-1.16 ± 0.18)℃ vs. mCherry，(-0.13 ± 0.20)℃，$P=0.0054$]。如图 5-9 所示。

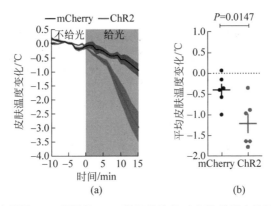

图 5-8   光激活 2MT 激活的 PBel 神经元胞体时小鼠背部皮肤温度的变化

（a）表达 ChR2 的小鼠与表达 mCherry 的小鼠在蓝光刺激下背部皮肤温度的变化曲线；
（b）表达 ChR2 的小鼠与表达 mCherry 的小鼠在蓝光刺激下背部皮肤温度的平均降低程
度。误差线为±标准误差（SEM），用 T 检验进行差异统计

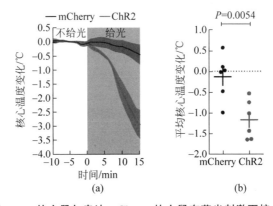

图 5-9   表达 ChR2 的小鼠与表达 mCherry 的小鼠在蓝光刺激下核心温度的变化

（a）表达 ChR2 的小鼠与表达 mCherry 的小鼠在蓝光刺激下核心温度的变化曲线；（b）表
达 ChR2 的小鼠与表达 mCherry 的小鼠在蓝光刺激下核心温度的平均降低程度。误差线
为±标准误差（SEM），用 T 检验进行差异统计

5.2.3   光激活 CANE 标记的 PBel 神经元在 PSTh 的轴突末梢

我们在全脑范围内观察了 PBel 神经元轴突末梢的分布情况。与逆向
神经束追踪的结果一致，我们在 PSTh 脑区发现了 PBel 神经元的轴突末
梢。如图 5-10 所示。

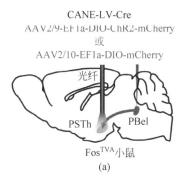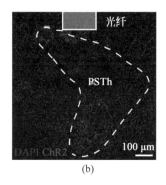

图 5-10　光激活投射到 PSTh 的 2MT 激活的 PBel 神经元轴突末梢（见文前彩图）

（a）病毒注射与光纤植入示意图；（b）PBel 轴突末梢的代表性图像

　　蓝光刺激 2MT 激活的 PBel 神经元在 PSTh 的轴突末梢，表达 ChR2 的小鼠背部皮肤温度显著降低 $[\Delta T_s$：ChR2，(-1.07 ± 0.20)℃ vs. mCherry，(-0.29 ± 0.15)℃，$P=0.0231]$。如图 5-11 所示。

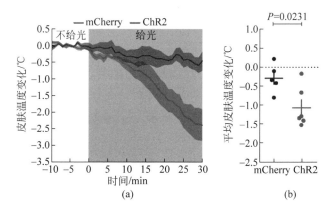

图 5-11　光激活 PBel 神经元在 PSTh 的轴突末梢时小鼠背部皮肤温度的变化

（a）表达 ChR2 的小鼠与表达 mCherry 的小鼠在蓝光刺激下背部皮肤温度的变化曲线；
（b）表达 ChR2 的小鼠与表达 mCherry 的小鼠在蓝光刺激下背部皮肤温度的平均降低程度。误差线为±标准误差（SEM），用 T 检验进行差异统计

　　蓝光刺激也造成了表达 ChR2 的小鼠核心温度的显著降低 $[\Delta T_c$：ChR2，(-1.28 ± 0.18)℃ vs. mCherry，(-0.01 ± 0.21)℃，$P=0.0017]$。如图 5-12 所示。

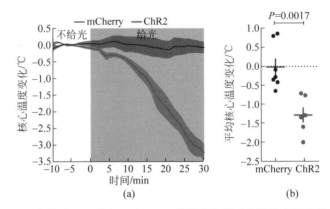

图 5-12　光激活 PBel 神经元在 PSTh 的轴突末梢时小鼠核心温度的变化

（a）表达 ChR2 的小鼠与表达 mCherry 的小鼠在蓝光刺激下核心温度的变化曲线；（b）表
达 ChR2 的小鼠与表达 mCherry 的小鼠在蓝光刺激下核心温度的平均降低程度。误差线
为±标准误差(SEM)，用 T 检验进行差异统计

5.2.4　光激活 CANE 标记的 PBel 神经元在 CeA 的轴突末梢

除投射到 PSTh 外，研究发现，2MT 激活的 PBel 神经元也投射到
CeA。为了测试 PBel-CeA 通路是否参与体温调控，我们在 CeA 上方植入
光纤，用蓝光刺激 2MT 激活的 PBel 神经元投射到 CeA 的轴突末梢。如
图 5-13 所示。

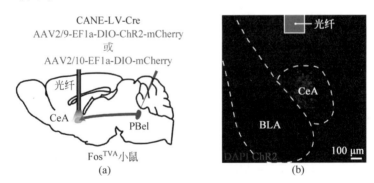

图 5-13　光激活投射到 CeA 的 2MT 激活的 PBel 神经元轴突末梢（见文前彩图）

（a）病毒注射与光纤植入示意图；（b）PBel 轴突末梢的代表性图像

我们发现，蓝光刺激 CeA 的轴突末梢会在表达 ChR2 的小鼠中导致背
部皮肤温度的适度降低［ΔT_{s}：ChR2，(-0.87 ± 0.15)℃ vs. mCherry，

（－0.31±0.04）℃］，但尾巴温度没有变化。如图 5-14 所示。

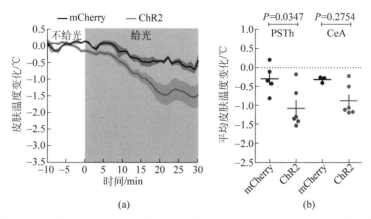

(a)　　　　　　　　　　(b)

图 5-14　光激活 PBel 神经元在 CeA 的轴突末梢时小鼠背部皮肤温度的变化

（a）表达 ChR2 的小鼠与表达 mCherry 的小鼠在蓝光刺激下背部皮肤温度的变化曲线；

（b）表达 ChR2 的小鼠与表达 mCherry 的小鼠在蓝光刺激下背部皮肤温度的平均降低程度。误差线为±标准误差（SEM），用双因素方差分析进行差异统计

　　同时，蓝光刺激 CeA 的轴突末梢也导致了表达 ChR2 的小鼠核心温度的适度降低［ΔT_c：ChR2，（－0.68 ± 0.12）℃ vs. mCherry，（－0.17 ± 0.11）℃］。如图 5-15 所示。

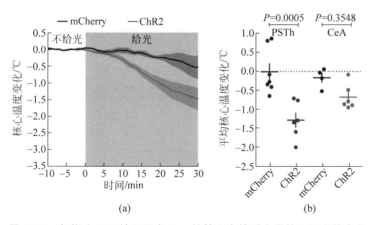

(a)　　　　　　　　　　(b)

图 5-15　光激活 PBel 神经元在 CeA 的轴突末梢时小鼠核心温度的变化

（a）表达 ChR2 的小鼠与表达 mCherry 的小鼠在蓝光刺激下核心温度的变化曲线；

（b）表达 ChR2 的小鼠与表达 mCherry 的小鼠在蓝光刺激下核心温度的平均降低程度。误差线为±标准误差（SEM），用双因素方差分析进行差异统计

这些数据表明，CeA 可能也参与了 2MT 刺激所引起的体温降低现象的调控，但 PSTh 是 PBel 神经元调控 2MT 刺激引起的体温降低现象的主要下游脑区。

5.2.5　POA 脑区没有 CANE 标记的 PBel 神经元的轴突末梢

之前有研究报道，PBel 神经元可以对低温环境做出反应并投射到视前区（POA），进而调控体温变化[48-51]。然而，我们在 POA 脑区并没有观察到任何被 mCherry 标记的神经轴末梢。这说明 2MT 刺激激活的 PBel 神经元是一个独立的神经元群体，而不是以前研究报道的投射到 POA 的 PBel 神经元。如图 5-16 所示。

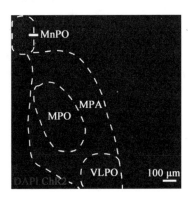

图 5-16　POA 脑区没有 2MT 激活的 PBel 神经元的轴突末梢（见文前彩图）

5.3　抑制 PBel-PSTh 神经通路能抑制 2MT 引起的体温降低现象

5.3.1　化学遗传学抑制 PBel 谷氨酸能神经

为了检测 PBel 神经元的活动对 2MT 刺激引起的尾巴温度升高和体温降低现象的必要性，利用设计药物特异性激活的设计受体（DREADD）系统，对表达 vGlut2 的 PBel 神经元进行特异性的抑制实验。将 AAV2/9-hSyne-DIO-hM4Di-mCherry 或 AAV2/10-EF1a-DIO-mCherry 双侧注射到 vGlut2-IRES-Cre 小鼠的 PBel 中，在 vGlut2 阳性的 PBel 神经元中特异性表达 hM4Di 或 mCherry。如图 5-17 所示。

我们发现，相对于表达 mCherry 的小鼠，C21 的注射在表达 hM4Di 中

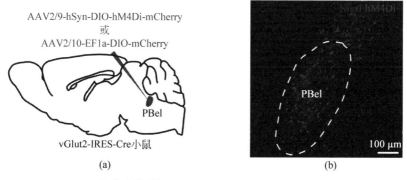

图 5-17　化学遗传学抑制 PBel 谷氨酸能神经元（见文前彩图）

（a）病毒注射示意图；（b）hM4Di 在 PBel 表达情况的代表性图像

减少了 2MT 刺激引起的小鼠尾巴温度升高和背部皮肤温度降低的现象。如图 5-18 所示。

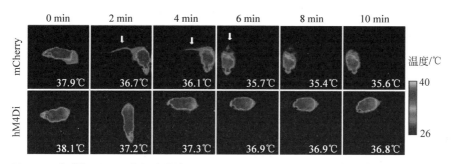

图 5-18　化学抑制 PBel 谷氨酸能神经元后小鼠在 2MT 刺激下的热成像图（见文前彩图）

　　数据统计分析发现，与表达 mCherry 的小鼠相比，表达 hM4Di 的小鼠尾巴温度的升高被显著抑制，在有些小鼠中，尾巴温度的升高甚至被完全抑制 $[\Delta T_t$：hM4Di，(0.56 ± 0.26)℃ vs. mCherry，(1.71 ± 0.23)℃，$P = 0.0130]$。如图 5-19 所示。

　　表达 hM4Di 的小鼠在背部皮肤温度的降低程度也有所减小 $[\Delta T_s$：hM4Di，(-1.39 ± 0.14)℃ vs. mCherry，(-1.77 ± 0.08)℃，$P = 0.0370]$。如图 5-20 所示。

　　此外，vGlut2 阳性 PBel 神经元的化学遗传抑制也减弱了 2MT 刺激引起的核心温度降低 $[\Delta T_c$：hM4Di，(-1.37 ± 0.11)℃ vs. mCherry，(-1.78 ± 0.08)℃，$P = 0.0139]$。如图 5-21 所示。

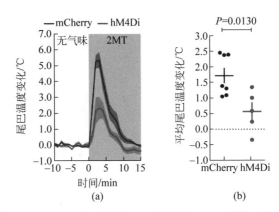

图 5-19　化学抑制 PBel 谷氨酸能神经元后小鼠在 2MT 刺激下尾巴温度的变化

（a）表达 mCherry 的小鼠与表达 hM4Di 的小鼠在 2MT 刺激下尾巴温度的变化曲线；
（b）表达 mCherry 的小鼠与表达 hM4Di 的小鼠在 2MT 刺激下尾巴温度的平均升高程度。
误差线为±标准误差（SEM），用 T 检验进行差异统计

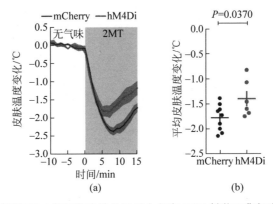

图 5-20　化学抑制 PBel 谷氨酸能神经元后小鼠在 2MT 刺激下背部皮肤温度的变化

（a）表达 mCherry 的小鼠与表达 hM4Di 的小鼠在 2MT 刺激下背部皮肤温度的变化曲线；
（b）表达 mCherry 的小鼠与表达 hM4Di 的小鼠在 2MT 刺激下背部皮肤温度的平均降低程度。误差线为±标准误差（SEM），用 T 检验进行差异统计

　　由于 PBel 包含高度异质性的神经元群体，包括被温暖或低温激活的神经元，且这些神经元均为谷氨酸能神经元[71-73, 81-82]，本实验较弱的抑制效果可能是由于标记的非特异性所致。

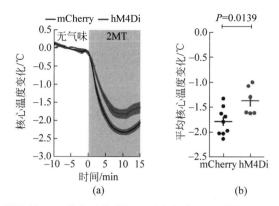

(a)　(b)

图 5-21　化学抑制 PBel 谷氨酸能神经元后小鼠在 2MT 刺激下核心温度的变化

（a）表达 mCherry 的小鼠与表达 hM4Di 的小鼠在 2MT 刺激下核心温度的变化曲线；
（b）表达 mCherry 的小鼠与表达 hM4Di 的小鼠在 2MT 刺激下核心温度的平均降低程度。
误差线为±标准误差（SEM），用 T 检验进行差异统计

5.3.2　化学遗传学抑制 PBel-PSTh 神经通路

为了进一步证实 PBel-PSTh 神经通路是否对 2MT 刺激引起的尾巴温度升高和体温降低现象至关重要，我们利用设计药物特异性激活的设计受体（DREADD）系统，抑制投射到 PSTh 的 PBel 神经元。通过双侧注射 AAV2/retro-hsyn-Cre 到 PSTh 和 AAV2/9-hsyn-DIO-hM4Di-mCherry 或 AAV2/9-hsyn-DIO-mCherry 到 PBel，以特异性的标记投射到 PSTh 的 PBel 神经元。如图 5-22 所示。

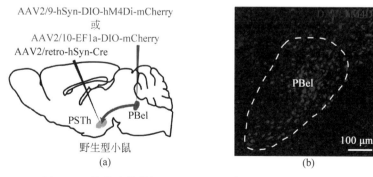

(a)　(b)

图 5-22　化学遗传学抑制 PBel-PSTh 神经通路（见文前彩图）

（a）病毒注射示意图；（b）hM4Di 在 PBel 表达情况的代表性图像

我们发现,相对于表达 mCherry 的小鼠,C21 处理抑制投射到 PSTh 的 PBel 神经元活性明显减弱了表达 hM4Di 的小鼠在 2MT 刺激下引起的尾巴温度的升高和背部皮肤温度的降低现象。而对表达 mCherry 的小鼠几乎没有影响。如图 5-23 所示。

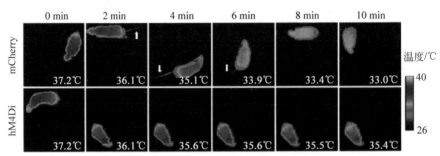

图 5-23　化学遗传学抑制 PBel-PSTh 神经通路后小鼠在 2MT 刺激下的热成像图(见文前彩图)

通过数据统计分析发现,对 PBel-PSTh 神经通路的化学抑制在表达 hM4Di 的小鼠中显著抑制了尾巴温度的升高,并在大多数小鼠中几乎完全抑制了 2MT 刺激引起的尾巴温度升高的现象[ΔT_t:hM4Di,(-0.11 ± 0.25)℃ vs. mCherry,(1.61 ± 0.25)℃,$P=0.0007$]。如图 5-24 所示。

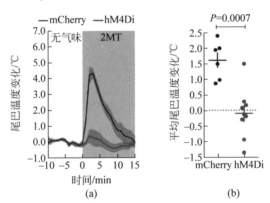

图 5-24　化学抑制 PBel-PSTh 神经通路后小鼠在 2MT 刺激下尾巴温度的变化

(a) 表达 mCherry 的小鼠与表达 hM4Di 的小鼠在 2MT 刺激下尾巴温度的变化曲线;
(b) 表达 mCherry 的小鼠与表达 hM4Di 的小鼠在 2MT 刺激下尾巴温度的平均升高程度。
误差线为±标准误差(SEM),用 T 检验进行差异统计

对 PBel-PSTh 神经通路进行化学抑制后,背部皮肤温度的降低也在表达 hM4Di 的小鼠中被显著抑制[ΔT_s:hM4Di,(-1.28 ± 0.20)℃ vs. mCherry,

（－2.26±0.26）℃，$P=0.0148$］。如图 5-25 所示。

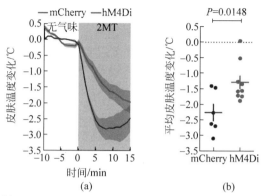

图 5-25　化学抑制 PBel-PSTh 神经通路后小鼠在 2MT 刺激下尾巴温度的变化
（a）表达 mCherry 的小鼠与表达 hM4Di 的小鼠在 2MT 刺激下背部皮肤温度的变化曲线；
（b）表达 mCherry 的小鼠与表达 hM4Di 的小鼠在 2MT 刺激下背部皮肤温度的平均降低程
度。误差线为±标准误差(SEM)，用 T 检验进行差异统计

　　此外，对 PBel-PSTh 神经通路的化学抑制也在表达 hM4Di 的小鼠中显著
减弱了 2MT 刺激引起的核心温度降低的现象［ΔT_c：hM4Di，（－1.00±
0.11）℃ vs. mCherry，（－1.83±0.31）℃，$P=0.0250$］。如图 5-26 所示。

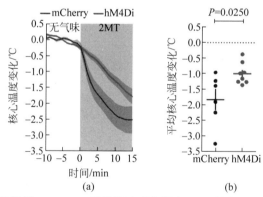

图 5-26　化学抑制 PBel-PSTh 神经通路后小鼠在 2MT 刺激下核心温度的变化
（a）表达 mCherry 的小鼠与表达 hM4Di 的小鼠在 2MT 刺激下核心温度的变化曲线；
（b）表达 mCherry 的小鼠与表达 hM4Di 的小鼠在 2MT 刺激下核心温度的平均降低程度。
误差线为±标准误差(SEM)，用 T 检验进行差异统计

　　综上所述，这些结果证实了 PBel-PSTh 神经通路的激活在 2MT 刺激
引起的体温降低现象中的必要性，并强烈提示，2MT 激活的 PBel 神经元投
射到 PSTh，进而介导了 2MT 刺激引起的尾巴温度升高和体温降低现象。

第6章　总结与展望

第3～5章对2MT引起的尾巴温度升高和体温降低现象背后的神经机制进行了研究。本章将结合这一领域中目前的研究发现,对上述工作进行归纳总结,并在此基础上对本研究的内容进行进一步的讨论与展望。

6.1　总　　结

恐惧性体温降低的现象最早在实验兔子上观测到,研究者们发现实验兔子会在受到约束(restricted)刺激后出现耳朵温度升高,直肠温度降低的现象。这种现象可以通过训练减弱或消除,被认为是由压力或恐惧所导致的一种生理变化现象[8]。因为兔子主要通过耳朵的血管舒张与收缩来调控机体的散热速率。兔子耳朵温度的升高表明兔子在受刺激后可能加速了散热反应进而导致了直肠温度的降低。除兔子之外,研究者们在啮齿类动物大鼠身上也观察到了约束刺激所导致的体温降低现象[9]。同样,人类也常常用"毛骨悚然"这样表示寒冷的词来形容极端的恐惧感受,说明这种恐惧性的体温降低现象是一种在生物进化中保守的本能行为。但是引起这种恐惧性体温降低现象具体的恐惧信号是什么,其感知途径是什么,其发生的神经机制是什么,以及其存在的意义是什么,目前并不清楚。

本书利用体温记录系统记录了噻唑啉相关的恐惧诱导化合物2MT刺激下小鼠的体温变化情况,发现野生型小鼠在2MT刺激下会出现尾巴温度升高和体温降低的现象,并由此建立了一个先天恐惧性体温降低现象的行为范式。接着通过对野生型小鼠和$Trpa1^{-/-}$小鼠进行2MT刺激和体温记录,发现2MT刺激引起的体温降低现象由$Trpa1$基因所介导。通过进一步全脑c-fos染色实验,发现PBel、PSTh和NTS脑区在2MT刺激中被高度激活。接下来综合运用神经束逆向追踪技术、光遗传学、化学遗传学、神经毒素抑制、组织学染色方法,系统地研究了2MT刺激下所产生的先天恐惧性体温降低现象背后的神经环路机制。确定了PBel-PSTh-NTS这一诱导先天恐惧性尾血管舒张和体温降低现象的神经通路。基于我们与合作者目前的研究[29-31]，提出了一个 2MT 刺激引起的体温降低现象的神经机制的工作模型。如图 6-1 所示。

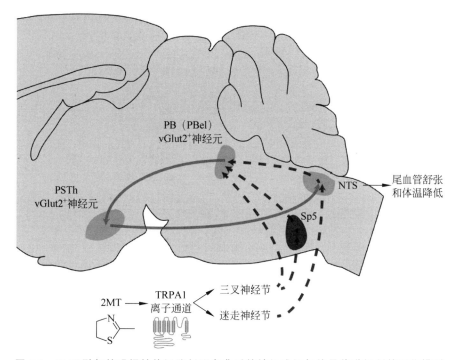

图 6-1　2MT 引起的恐惧性体温降低现象背后的神经感知与信号传递机制的工作模型

在这一模型中，位于三叉神经节（trigeminal ganglion，TG）和迷走神经节（vagal ganglion，VG）的 TRPA1 阳性神经元均能感知 2MT。但是 VG 神经元将 2MT 信息传递到 NTS[83]，而 TG 神经元将 2MT 信息传递到位于脑干的 Sp5[84]。因为 TG 神经元和 Sp5 脑区的神经元都有到 PB 的输出性投射[70,85-86]。我们认为 vGlut2 阳性的 PBel 神经元亚群直接或间接从 TG 神经元接收 2MT 信号。这些 vGlut2 阳性的 PBel 神经元将 2MT 信号传递给 vGlut2 阳性的 PSTh 神经元，vGlut2 阳性的 PSTh 神经元再将 2MT 信号传递给 NTS 神经元，从而触发尾血管舒张和体温降低现象。

6.1.1　三叉神经节的 TRPA1$^+$神经元感知 2MT 信号

过去，人们通常认为捕食者气味所引起的恐惧反应是由嗅觉系统感知并介导。但我们先前的研究通过正向遗传筛选发现，*Trpa1* 的缺失会降低 TMT/2MT 和蛇皮诱发的先天性恐惧防御反应。进一步的研究发现，与水刺激相比,2MT 刺激可以在野生型的小鼠中引起三叉神经神经元的 c-fos 高表达。而在 $Trpa1^{-/-}$ 小鼠的三叉神经节神经元中,2MT 刺激并不能有效地引起 c-fos 表达。这说明 2MT 刺激可以特异性地激活三叉神经节的神经元,且这种激活依赖于 Trpa1 的介导[31]。如图 6-2 所示。

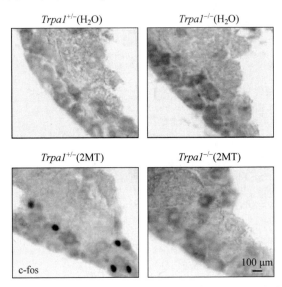

图 6-2　2MT 可以引起野生型小鼠 TG 神经元的 c-fos 高表达

之后我们对 2MT 刺激后野生型小鼠的三叉神经节进行了 c-fos 与 Trpa1 的双色原位杂交实验,进一步发现,2MT 刺激引起了大多数 Trpa1 阳性神经元的 c-fos 表达,而在 2MT 刺激下表达 c-fos 的神经元中也有一半是 Trpa1 阳性的神经元[31]。如图 6-3 所示。

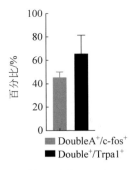

图 6-3　2MT 刺激下 TG 神经元中 c-fos/Trpa1 双阳性神经元比例

　　这一结果表明,三叉神经节的 TRPA1 阳性神经元对 2MT 刺激引起的先天性恐惧反应的介导起到了关键作用。同时我们还发现,TRPA1 离子通道在 $Trpa1^{-/-}$ 小鼠三叉神经节中的过表达可以显著提高 2MT 刺激诱发的先天性恐惧防御反应[31]。如图 6-4 所示。

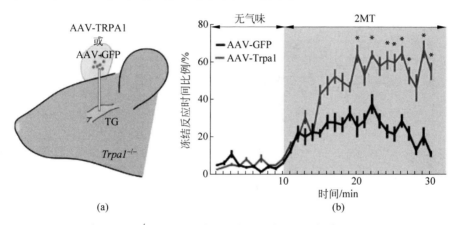

图 6-4　TRPA1 在 $Trpa1^{-/-}$ 小鼠 TG 神经元中的过表达可以提高 2MT 诱发的冻结反应
（a）AAV 病毒在三叉神经节的双侧注射;（b）2MT 刺激在表达 GFP 的小鼠和表达 TRAPA1 的小鼠中引起的冻结反应。* 表示 $P<0.05$

　　同时,本研究中发现,2MT 刺激无法在 $Trpa1^{-/-}$ 小鼠中有效激活 CeA、PVN 和 vlPAG 等恐惧相关的脑区,表明 2MT 无法在 $Trpa1^{-/-}$ 小鼠中引起恐惧情绪的产生。且与冻结反应一致,2MT 刺激可以在野生型小鼠,而不能在 $Trpa1^{-/-}$ 小鼠中引起体温降低的现象。由此推断,2MT 信号由三叉神经节的 TRPA1 阳性的神经元所感知,并经过多种途径的神经通路所传导,最终产生了一系列(包括行为反应和生理变化)的防御性行为。

6.1.2　2MT 激活的 PB 神经元是一类独特的神经元类群

　　PB 是疼痛、温度信息感知与传递通路中的一个关键节点,参与了三叉神经节介导的面部疼痛感知的神经通路[70],以及机体感知环境温度调控体温变化的神经通路[48-51]。本研究发现 2MT 激活的 PBel 神经元没有投射到 POA 脑区,说明 2MT 激活的 PBel 神经元是一群与环境温度感知不同的神经元类群。

　　最近的一项研究还报道了降钙素相关基因肽(calcitonin gene-related peptide,CGRP)阳性的 PB 神经元响应外界刺激引起机体的警觉,并可通过

PSTh 脑区调控尾巴温度的降低[79]。我们在 2MT 刺激后，对 PB 脑区的神经元进行了 c-fos 与 CGRP 的双荧光染色，发现只有约 48% 的 2MT 激活的 PB 神经元为 CGRP 阳性的神经元。这些数据都表明 2MT 激活的 PB 神经元是一类与以往报道不同的神经元类群。如图 6-5 所示。

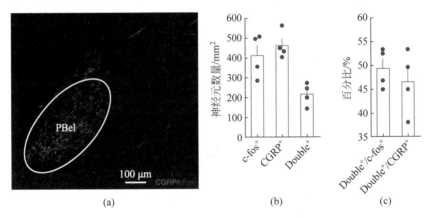

图 6-5　PBel 中 2MT 引起的 c-fos 表达与 CGRP 阳性神经元的代表性图像和定量分析（见文前彩图）

（a）2MT 引起的 c-fos 表达与 CGRP 阳性神经元在 PBel 的代表性图像；（b）PBel 中 2MT 引起的 c-fos 表达与 CGRP 阳性神经元的密度统计；（c）c-fos 与 CGRP 双阳性的神经元比例。误差线为±标准误差（SEM）

　　PB 是一个已知的三叉神经节神经元的下游脑区。我们的合作者在研究中发现 NTS-PB 通路的化学激活也可以诱发体温降低的现象[29]，这表明可能存在一个 PBel-PSTh-NTS-PB 的正反馈神经通路，在 2MT 刺激中引起体温降低现象。

6.1.3　PSTh 是情绪相关的体温调控中心

　　丘脑下旁核（STN）是治疗帕金森病（PD）患者运动障碍的众所周知的脑深部刺激靶点[75-76]。有趣的是，脑深部刺激 STN 可以触发 PD 患者的运动或非运动效应，这取决于植入 STN 的电极位置[87-88]。最近的研究表明 STN 包含一个处理情绪相关信息的神经元亚群[89-91]。此外，单神经元记录已经识别出这些 STN 神经元对情感刺激做出反应，比如情感图片的呈现[92]。

　　在本研究中，尽管尚不清楚这些 2MT 激活的 PSTh 神经元是否与对情绪刺激作出反应的 STN 神经元相同，但我们观察到 2MT 刺激在野生型小鼠中高度激活了 STN 后部被称为 PSTh 脑区的 c-fos 表达。由于 PSTh 神经元接收来自 2MT 激活的 PBel 神经元的直接轴突投射,因此,这些 PSTh 神经元可能参与了 2MT 刺激引起的先天恐惧信号的加工。与我们的假设一致的是,最近的研究表明,PBel 中的 CGRP 阳性神经元,作为一个一般的机体预警系统的关键节点,直接投射到 PSTh 脑区[79]。

　　此外,我们还发现 2MT 刺激激活的 PSTh 神经元直接投射到 NTS。而 NTS 是自主调节和体温调节的关键节点[56, 64-65],且含有调控体温降低的神经元群体[64]。另外,NTS 神经元也被认为参与了褐色脂肪组织的体温调控通路[56, 65]。这进一步支持了我们的假设,即 PSTh 包含负责情绪相关体温调节的神经元群体。

　　因此,本研究确定了 PSTh 是一个体温调节中枢,它连接 PBel 和 NTS,介导了先天恐惧性的体温降低现象的发生。未来有必要对 PSTh 是否也参与其他情绪相关和病理/生理的体温调节过程进行详细的研究。

6.1.4　RNTS 是调控尾血管舒张和体温降低的自主神经中枢

　　体温降低的两种主要自主反应依赖于棕色脂肪组织(BAT)的产热抑制和促进无毛皮肤(如啮齿类动物的尾巴)的散热。在小鼠中,解偶联蛋白1(UCP1)在 BAT 的热量产生中起关键作用[93-95]。因此,UCP1 抑制可能是 2MT 刺激导致体温过低的原因。同时,在热中性条件下(30℃),维持体温的能量消耗是最小的,依赖 UCP1 的热量产生也在很大程度上被抑制[96-97]。

　　我们的合作者发现,即使在这样的条件下,2MT 刺激也会导致体温过低的现象。此外,在 UCP1 敲除的小鼠中也观察到 2MT 刺激引起的体温降低现象。这些结果表明,2MT 刺激引起的体温降低现象与 UCP1 介导的 BAT 产热抑制无关,而是通过其他途径,如抑制代谢或者增加散热,来诱导小鼠出现体温降低的现象[29]。如图 6-6 所示。

　　而在本研究中发现 2MT 暴露导致野生型小鼠尾部温度急剧升高,同时伴随着体温的迅速降低。血管舒张会导致皮肤的散热增加,且尾巴是小鼠的主要散热器官[62],我们认为小鼠尾巴的散热对 2MT 刺激引起的体温降低现象有重要作用。

　　一方面,用光遗传学的方法激活投射到 NTS 的 PSTh 神经元胞体,或是激活 PSTh 神经元投射到 RNTS 的轴突末梢时,都可以直接引起比 2MT 刺激更加强烈的小鼠尾巴温度的升高和体温降低的现象。而在光激活

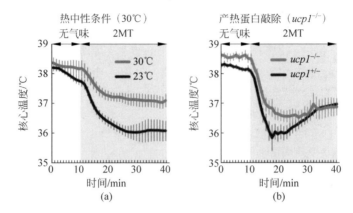

图 6-6   2MT 刺激引起的体温降低现象与 BAT 产热抑制无关

(a) 在热中性条件下(30℃)2MT 刺激引起的小鼠背部皮肤温度的变化；(b) 2MT 刺激在 *ucp1* 敲除的小鼠中引起的背部皮肤温度的变化。误差线为±标准误差(SEM)

2MT 刺激激活的 PB 神经元胞体的实验中,小鼠体温降低的速率会在尾巴温度出现升高后显著提升。这些证据都表明尾巴的散热作用在 2MT 刺激中对小鼠体温的降低起到了关键作用。

另一方面,抑制性实验的证据也表明,尾巴的散热效应不是 2MT 刺激下小鼠体温降低的唯一因素,我们在多个抑制实验中发现小鼠尾巴温度的升高被完全消除,但这些小鼠在 2MT 刺激的过程中依旧出现了体温降低的现象。这些证据提示我们可能还有其他导致小鼠在 2MT 刺激中体温降低的途径。

总之,本研究的数据清晰地表明了 RNTS 是(而不是 CNTS)响应 2MT 恐惧信号调控尾血管舒张和体温降低的自主神经中枢。至于其他可能调控体温降低的途径及其神经机制还有待后续进一步的探究。

6.2   讨论与展望

6.2.1   为什么 TRPA1 激动剂 CNA 不能引起小鼠体温降低现象

虽然 2MT 和 CNA 都是 TRPA1 的激动剂,但 2MT 刺激可以引起野生型小鼠出现体温降低的现象,而 CNA 却不行。两者的差异性提示我们,虽然 TRPA1 离子通道的激活是必要的,但却不是引起体温降低现象的充分条件。

我们的合作者在一项相关的研究中做了一系列实验来澄清为什么 2MT（而不是肉桂醛）导致小鼠体温降低的差异。他们用体内钙成像的方法，发现 2MT 和 CNA 能引起不同的钙离子内流情况，提示了不同的 TRPA1 激活模式[30]。如图 6-7 所示。

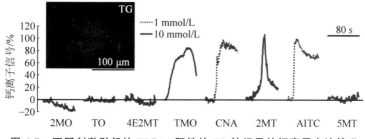

图 6-7　不同刺激引起的 TRPA1 阳性的 TG 神经元的钙离子内流情况

此外，RNA-seq 分析显示，2MT 和 CNA 刺激引起了野生型小鼠 TG 神经元不同的基因表达谱。这说明虽然 2MT 和 CNA 都是 TRPA1 离子通道的激动剂，但其激活 TRPA1 离子通道后所引起的神经元状态的改变大不相同。只有 2MT 等特殊的 TRPA1 激动剂才能引起野生型小鼠三叉神经节的 c-fos 高表达，而 CNA 不行[30]，如图 6-8 所示。

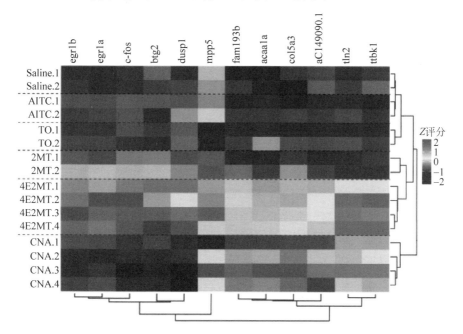

图 6-8　不同刺激引起的 TG 神经元的基因表达情况

这些数据表明,不同激动剂对 TRPA1 离子通道的激活并不是简单的二元反应,而是多种不同的复杂反应模式。我们与合作者目前的数据表明,只有以 2MT 为代表的噻唑啉相关的恐惧诱导化合物这一类特异的 TRPA1 激动剂才能引起小鼠急性体温降低现象。这有可能是它们都激起了 TRPA1 离子通道一类特异的反应模式,也有可能是它们激活了机体其他感知途径进而导致体温降低。但本研究的数据表明,TRPA1 基因是这一过程所必需的。

6.2.2   小鼠通过多种感知途径感知 2MT 信息

我们之前的研究发现三叉神经节的 TRPA1 阳性神经元感知 2MT 信号进而调控小鼠冻结行为的产生[31]。那么,除三叉神经节的 TRPA1 阳性神经元外,小鼠还有其他对 2MT 的感知途径吗?我们的合作者发现三叉神经、迷走神经和嗅觉神经系统都参与了 2MT 刺激的感知引起的体温降低现象。他们对小鼠进行了迷走神经和嗅球的切断手术,发现迷走神经和嗅球的切断手术均可抑制 2MT 刺激所引起的体温降低现象[30]。如图 6-9 所示。

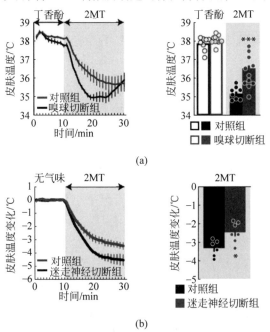

图 6-9   迷走神经和嗅球的切断手术抑制了 2MT 的效果

(a) 嗅球切断手术后 2MT 刺激引起的小鼠体温变化情况;(b) 迷走神经切断手术后 2MT 刺激引起的小鼠体温变化情况。* 表示 $P<0.05$;*** 表示 $P<0.001$

同时,他们发现在嗅觉神经系统里敲除 $Trpa1$ 基因不影响 2MT 刺激所引起的体温降低现象,而在外周感觉神经系统里敲除 $Trpa1$ 基因可以显著抑制 2MT 刺激所引起的体温降低现象[30]。如图 6-10 所示。

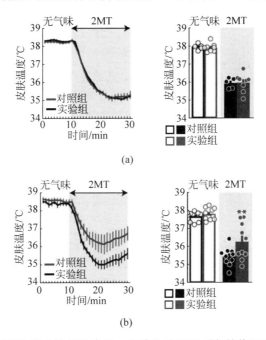

(a)

(b)

图 6-10　外周感觉和嗅觉神经系统 $Trpa1$ 敲除对 2MT 引起的体温降低现象的影响

(a) 嗅觉神经系统 $Trpa1$ 基因敲除后 2MT 刺激引起的小鼠体温变化情况;(b) 外周感觉神经系统的 $Trpa1$ 基因敲除后 2MT 刺激引起的小鼠体温变化情况。** 表示 $P<0.01$

这些数据说明,除三叉神经系统外,嗅觉神经系统和迷走神经系统也参与了对 2MT 信号的感知,但是嗅觉系统对 2MT 信号的感知并不依赖于 $Trpa1$ 基因。这提示我们,多种神经通路可能协同工作,介导了 2MT 刺激引起的体温降低现象。

6.2.3　PBel 神经元中继来自多个感知通路的 2MT 信息

本研究表明 2MT 激活的 PB 神经元是中继上游 2MT 信号的一个关键节点。那么,多种感知途径感受到的 2MT 信息传入大脑后,是如何传递到 PB 脑区的呢?以往的研究发现,PB 是三叉神经系统的下游脑区,介导了面部疼痛刺激的传递[70]。同时,我们的合作者发现 2MT 刺激引起了 Sp5 脑区 c-fos 的高表达,且化学激活投射到 Sp5 脑区的 TG $Trpa1^+$ 神经元可以在小鼠上引起体温降低的现象[30]。如图 6-11 所示。

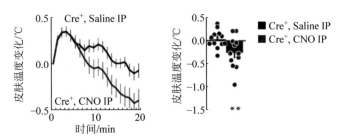

图 6-11　化学激活 TG-Sp5 神经通路后小鼠的皮肤温度变化

＊＊表示 $P < 0.01$

此外,我们的合作者还发现化学激活投射到 NTS 脑区的 VG 神经元可以在小鼠上引起体温降低的现象[30]。如图 6-12 所示。

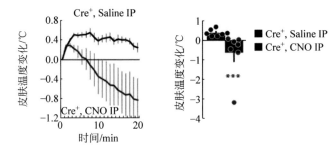

图 6-12　化学激活 VG-NTS 神经通路后小鼠的皮肤温度变化

＊＊＊表示 $P < 0.001$

同时,化学激活投射到 PB 的 NTS 神经元可以在小鼠上引起体温降低现象,这表明迷走神经系统也可能通过 VG-NTS-PB 这一间接的神经通路将 2MT 信号传递到 PB 引起体温降低现象[29]。如图 6-13 所示。

这些数据提示我们可能存在一个 PBel-PSTh-NTS-PB 的正反馈环路进而调控 2MT 刺激引起的体温降低现象。

6.2.4　小鼠通过多种不同的神经通路产生不同的恐惧防御反应

2MT 引起的一系列的防御行为和生理反应是否由相同的神经通路所介导呢? 我们发现化学抑制 vGlut2 阳性的 PSTh 神经元可以显著抑制小鼠在 2MT 刺激下的体温降低情况,但是对小鼠的冻结反应没有影响。如图 6-14 所示。

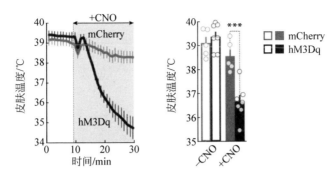

图 6-13 化学激活 NTS-PB 神经通路后小鼠的皮肤温度变化

*** 表示 $P < 0.001$

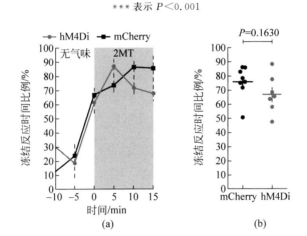

图 6-14 化学抑制 PSTh 谷氨酸能神经元后小鼠在 2MT 刺激下冻结率的变化

（a）化学抑制 PSTh 谷氨酸能神经元后小鼠在 2MT 刺激下冻结率的变化曲线；（b）化学抑制 PSTh 谷氨酸能神经元后小鼠在 2MT 刺激下的平均冻结率。误差线为 ±标准误差（SEM），用 T 检验进行差异统计

这一结果表明，响应 2MT 刺激调控体温降低现象的 vGlut2 阳性 PSTh 神经元的活性并不是 2MT 刺激所引起的冻结行为所必须的，这提示我们 2MT 刺激所引起的冻结行为可能由其他神经通路所调控。

与此同时，我们也对 PSTh 的光激活实验中小鼠的活动情况进行了数据分析。发现当用蓝光激活投射到 NTS 的 PSTh 神经元胞体时，表达 ChR2 的小鼠的核心温度显著降低，而表达 EGFP 的小鼠的核心温度没有明显变化，两者间具有显著差异。而表达 ChR2 的小鼠与表达 EGFP 的小鼠的冻结率在蓝光刺激下都有所升高，两者之间没有显著差异。而且我们发现蓝光刺激下的小鼠的活动表现明显区别于 2MT 刺激所引起的冻结反应,由此推测蓝光刺激所引起的冻结行为可能是激光的热效应所致,也可能是小鼠体温降低后所导致的活动性降低。如图 6-15 所示。

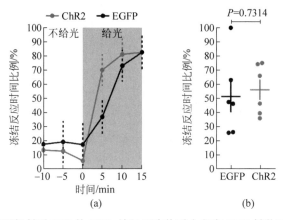

图 6-15　光激活投射到 NTS 的 PSTh 神经元胞体时小鼠在 2MT 刺激下冻结率的变化

(a) 光激活投射到 NTS 的 PSTh 神经元胞体时小鼠在 2MT 刺激下冻结率的变化曲线;

(b) 光激活投射到 NTS 的 PSTh 神经元胞体时小鼠在 2MT 刺激下的平均冻结率差异。

误差线为±标准误差(SEM),用 T 检验进行差异统计

这些数据表明 PSTh 的神经元介导 2MT 刺激所引起的体温降低现象,但不介导 2MT 刺激所引起的冻结行为。其神经元活性不是 2MT 刺激所引起的冻结行为产生的充分条件,也不是必要条件,而可能是通过其他神经通路所介导。这提示我们小鼠受到 2MT 刺激所产生的一系列防御行为可能由多种不同的神经通路所介导。

6.2.5　PSTh-NTS 神经通路调控尾部血管舒张的途径

血管舒缩是由脊髓交感神经节前神经元通过脑干交感神经节神经元控制的。以往的研究报道了一些调控血管舒缩的关键核团。中缝苍白球吻侧核(rostral raphe pallidus nucleus,rRpa)是调节交感神经节前神经元活动以控制皮肤血管的关键核团,抑制 rRpa 可导致血管舒张[98]。另外,吻侧腹外侧髓质(RVLM)被认为是脊髓交感神经节前神经元突触前核的一部分,用于调节皮肤血管运动控制[55,77]。RVLM 活性的激活引起血管收缩并使血压升高,而 RVLM 活性的抑制则引起血管舒张[77,99]。此外,尾侧腹外侧延髓(CVLM)抑制性神经元的兴奋通过抑制 RVLM 的神经活动诱导血管舒张[77]。

为了探究 2MT 刺激下调控小鼠尾血管舒张的关键核团,我们对野生型小鼠和 $Trpa1^{-/-}$ 小鼠进行了 2MT 和生理盐水刺激,并对 rRpa、RVLM

和 CVLM 的 c-fos 表达情况进行了染色分析。

　　研究发现，与生理盐水刺激相比，2MT 刺激在野生型小鼠和 $Trpa1^{-/-}$ 小鼠上引起了 rRpa 脑区的 c-fos 高表达。如图 6-16 所示。

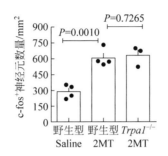

图 6-16　2MT 和生理盐水刺激引起的小鼠 rRpa 脑区 c-fos 的表达情况
误差线为±标准误差（SEM），用 T 检验进行差异统计

　　而在 RVLM 脑区，2MT 刺激也引起了野生型小鼠和 $Trpa1^{-/-}$ 小鼠的 c-fos 高表达。且在 $Trpa1^{-/-}$ 小鼠上的表达更加强烈。如图 6-17 所示。

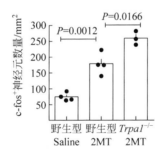

图 6-17　2MT 和生理盐水刺激引起的小鼠 RVLM 脑区 c-fos 的表达情况
误差线为±标准误差（SEM），用 T 检验进行差异统计

　　与此同时，在 CVLM 脑区，与生理盐水刺激相比，2MT 刺激只引起了野生型小鼠 CVLM 脑区的 c-fos 高表达，而没有在 $Trpa1^{-/-}$ 小鼠上引起神经元的有效激活。如图 6-18 所示。

　　这些数据表明，2MT 信号传递到 NTS 后，很可能是通过 CVLM-RVLM 的抑制性通路调控了尾血管的急性舒张。但由于 rRpa 脑区也在 2MT 的刺激下被激活，不能排除 rRpa 脑区参与 2MT 刺激所引起的尾血管舒张这一可能性。未来的研究需要更加精确地确定这些血管舒缩控制核中的哪一个可能在 PBel-PSTh-NTS 通路的下游发挥作用，介导 2MT 刺激所引起的急性尾部血管舒张现象。

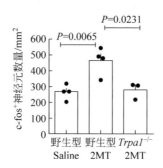

图 6-18   2MT 和生理盐水刺激引起的小鼠 CVLM 脑区 c-fos 的表达情况

误差线为±标准误差(SEM),用 *T* 检验进行差异统计

6.2.6   先天恐惧性体温降低现象的生物保护效应

不同类型的压力或恐惧刺激会同时触发动物一系列的防御行为和生理反应,以促进动物在危险环境下的生存。一般来说,压力/恐惧引起的体温过高现象比压力/恐惧引起的体温过低现象更常见。例如,短时间的身体压力,如社会挫折、夹尾刺激,会诱发体温升高现象。习得性恐惧和温和的先天恐惧刺激,如雪貂或狐狸的气味,都能引起啮齿动物体温升高的现象[62,100-101]。另外,威胁动物生存的潜在压力或恐惧刺激,如长期束缚的压力和缺氧,会诱发体温降低的现象[8,102-104]。此外,先天恐惧气味分子 2MT 可以引发急性的体温降低现象,且伴随强烈的防御行为,如冻结行为[6,31]。因此,尽管压力/恐惧诱发的体温过低的生物学意义尚不清楚,但极端压力或恐惧刺激可能会诱发体温降低现象以促进动物生存。

有趣的是,我们的合作者在研究中发现,2MT 刺激通过诱导体温降低、增进厌氧代谢和抗炎作用,对皮肤和大脑的缺氧和缺血/再灌注损伤产生了有效的生物保护效应[30]。他们在对小鼠进行 2MT 刺激的同时对小鼠的皮肤进行缺氧和缺血刺激,发现 2MT 刺激极大地减少了皮肤再灌注时受到的损伤[29]。如图 6-19 所示。

更令人吃惊的是,2MT 刺激还能显著促进小鼠在低氧环境(氧气浓度 4%)下的生存。如果在对小鼠进行 2MT 刺激后将小鼠放入低氧环境,小鼠能存活 30 min 以上,而未进行 2MT 刺激的小鼠则在进入低氧环境 10~20 min 后死亡[29]。如图 6-20 所示。

因此,先天的恐惧/压力相关的体温降低现象可能已经进化为一种生理防御策略,以应对影响动物生存的潜在威胁。如果这类保护效应在人

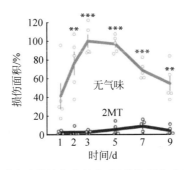

图 6-19　2MT 刺激对皮肤的缺氧和缺血/再灌注损伤产生了有效的保护作用

∗∗ 表示 $P < 0.01$；∗∗∗ 表示 $P < 0.001$

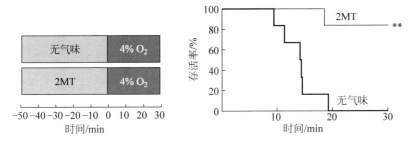

图 6-20　2MT 刺激能够促进小鼠在低氧环境下的生存

∗∗ 表示 $P < 0.01$

类身上依旧存在，对其发生机制的深入理解可能会产生潜在的医疗应用价值。

6.2.7　先天恐惧性体温降低现象的生物学意义

恐惧性体温降低现象所引起的生物保护效应在自然界中有实际应用的价值吗？约束（restricted）刺激可以引起兔子或大鼠的恐惧性体温降低现象，而我们与合作者共同的研究则表明，恐惧性气味分子 2MT 刺激可以在小鼠上引起急性体温降低现象，且这种现象对小鼠的缺血和缺氧/再灌注损伤具有保护效应，同时也对小鼠在缺氧情况下的生存具有促进效果。

这不禁让人联想到小鼠在自然界中面对蛇类天敌时可能出现的一些场景。例如，当小鼠被蛇缠绕时，小鼠可能会出现缺氧的情况，而恐惧性体温降低在缺氧情况下的保护效应可以帮助小鼠生存。如果小鼠侥幸逃脱，那么它可能会面临再灌注损伤，而恐惧性体温降低也能在很大程度上减缓这种损伤情况的出现。

但这种猜想的前提是小鼠面对蛇的威胁时确实会出现这种恐惧性体温降低的现象。我们先前的研究发现，$Trpa1$ 的敲除可以显著减少小鼠对蛇皮所产生的一系列防御行为，如冻结、风险评估、躲避和逃跑。同时，$Trpa1^{-/-}$ 的小鼠反而显著增加了小鼠对蛇皮的探索行为[31]。这些数据表明小鼠可能也通过 TRPA1 离子通道感受到了蛇皮上的某种气味进而引起小鼠的恐惧防御行为。这为我们的猜想提供了一定的证据。如图 6-21 所示。

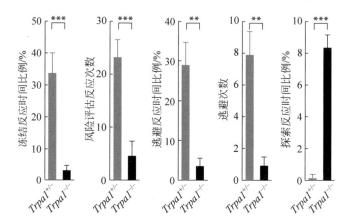

图 6-21 $Trpa1$ 的敲除减少了小鼠对蛇皮所产生的一系列防御行为

** 表示 $P<0.01$；*** 表示 $P<0.001$

为了进一步确认小鼠是否会在面对蛇类威胁时出现体温降低现象，我们用红尾蚺（boa constrictor）和骆驼（camel）的干粪便对野生型小鼠进行了刺激和体温记录。研究发现，相比食草动物的粪便，蛇类的粪便确实引起了小鼠适度的体温降低反应。如图 6-22 所示。

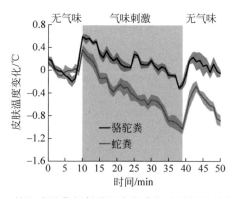

图 6-22   蛇和骆驼粪便刺激下小鼠背部皮肤温度的变化情况

　　这组数据表明,蛇类粪便中可能存在某种促进小鼠体温降低的气味分子。但是干蛇粪便所引起的体温降低效应远不如 2MT 强烈,这可能是由于干粪便中的气味浓度较低所致。后续需要通过更加精细的化学分析弄清楚蛇粪便中引起小鼠体温降低的有效物质。这一结果提示了我们恐惧性的体温降低现象在物种斗争中得以保留的生物学意义。

参 考 文 献

[1] SILVA B A,GROSS C T,GRÄFF J. The neural circuits of innate fear: detection, integration,action, and memorization[J]. Learning & Memory, 2016, 23 (10): 544-555.

[2] KOZLOWSKA K,WALKER P,MCLEAN L,et al. Fear and the defense cascade: clinical implications and management[J]. Harvard Review of Psychiatry, 2015, 23(4): 263-287.

[3] GOZZI A,JAIN A,GIOVANELLI A,et al. A neural switch for active and passive fear[J]. Neuron,2010,67(4): 656-666.

[4] SHANG C,CHEN Z,LIU A,et al,Divergent midbrain circuits orchestrate escape and freezing responses to looming stimuli in mice[J]. Nature Communications, 2018,9(1): 1232.

[5] SHANG C, LIU A, LI D, et al. A subcortical excitatory circuit for sensory-triggered predatory hunting in mice[J]. Nature Neuroscience,2019,22(6): 909-920.

[6] ISOSAKA T,MATSUO T,YAMAGUCHI T,et al. Htr2a-expressing cells in the central amygdala control the hierarchy between innate and learned fear[J]. Cell, 2015,163(5): 1153-1164.

[7] KATAOKA N, HIOKI H, KANEKO T, et al. Psychological stress activates a dorsomedial hypothalamus-medullary raphe circuit driving brown adipose tissue thermogenesis and hyperthermia[J]. Cell Metabolism,2014,20: 346-358.

[8] GRANT R. Emotional hypothermia in rabbits [J]. The American Journal of Physiology,1950,160(2): 285-290.

[9] TANAKA M, NISHIKAWA T, KOHNO Y, et al. Hypothermia and gastric lesions in rats exposed to immobilization stress[J]. Kurume Medical Journal,1981, 28(3): 247.

[10] ISOGAI Y, SHENG S, PONT-LEZICA L, et al. Molecular organization of vomeronasal chemoreception[J]. Nature,2011,478(7368): 241-245.

[11] JULIEN,BRECHBÜHL,MAGALI,et al. Grueneberg ganglion cells mediate alarm pheromone detection in mice [J]. Science (New York, N. Y.), 2008, 321(5892): 1092-1095.

[12] STOWERS L,LOGAN D W. Olfactory mechanisms of stereotyped behavior: on

the scent of specialized circuits[J]. Current Opinion in Neurobiology, 2010, 20(3): 274-280.

[13] ROSEN J B, ARUN A, TRISHA C. The smell of fear: innate threat of 2, 5-dihydro-2,4,5-trimethylthiazoline, a single molecule component of a predator odor[J]. Frontiers in Neuroscience, 2015, 9: 292-303.

[14] CHAMERO P, MARTON T F, LOGAN D W, et al. Identification of protein pheromones that promote aggressive behaviour[J]. Nature, 2007, 450(7171): 899-902.

[15] KOBAYAKAWA K, KOBAYAKAWA R, MATSUMOTO H, et al. Innate versus learned odour processing in the mouse olfactory bulb[J]. Nature, 2007, 450 (7169): 503-508.

[16] MATSUMOTO H, KOBAYAKAWA K, KOBAYAKAWA R, et al. Spatial arrangement of glomerular molecular-feature clusters in the odorant-receptor class domains of the mouse olfactory bulb[J]. Journal of Neurophysiology, 2010, 103(6): 3490.

[17] MIYAMICHI K, AMAT F, MOUSSAVI F, et al. Cortical representations of olfactory input by trans-synaptic tracing[J]. Nature, 2011, 472(7342): 191-196.

[18] WALLACE D J, GREENBERG D S, SAWINSKI J, et al. Rats maintain an overhead binocular field at the expense of constant fusion[J]. Nature, 2013, 498(7452): 65-69.

[19] YILMAZ M, MEISTER M. Rapid innate defensive responses of mice to looming visual stimuli[J]. Current Biology, 2013, 23(20): 2011-2015.

[20] HERRY C, JOHANSEN J P, HERRY C, et al. Encoding of fear learning and memory in distributed neuronal circuits[J]. Nature Neuroscience, 2014, 17(12): 1644-1654.

[21] TOVOTE P, FADOK J P, LÜTHI A. Neuronal circuits for fear and anxiety[J]. Nature Reviews Neuroscience, 2015, 16(6): 317-331.

[22] MONGEAU R, MILLER G A, CHIANG E, et al. Neural correlates of competing fear behaviors evoked by an innately aversive stimulus[J]. The Journal of Neuroscience: The Official Journal of the Society for Neuroscience, 2003, 23(9): 3855-3868.

[23] XIONG X R, LIANG F, ZINGG B, et al. Auditory cortex controls sound-driven innate defense behaviour through corticofugal projections to inferior colliculus[J]. Nature Communications, 2015, 6: 7224.

[24] XIE Z, GU H, HUANG M, et al. Mechanically evoked defensive attack is controlled by GABAergic neurons in the anterior hypothalamic nucleus[J]. Nature Neuroscience, 2022, 25(1): 72-85.

[25] FINLEY J, KATZ D M. The central organization of carotid body afferent

projections to the brainstem of the rat[J]. Brain Research,1992,572(1/2): 108-116.

[26] TAKAHASHI N,KUWAKI T,KIYONAKA S,et al. TRPA1 underlies a sensing mechanism for O_2[J]. Nature Chemical Biology,2011,7(10): 701.

[27] BERQUIN P,BODINEAU L,GROS F,et al. Brainstem and hypothalamic areas involved in respiratory chemoreflexes: a Fos study in adult rats[J]. Brain Research,2000,857(1/2): 30-40.

[28] VERNET-MAURY E,POLAK E H,DEMAEL A. Structure-activity relationship of stress-inducing odorants in the rat[J]. Journal of Chemical Ecology,1984, 10(7): 1007-1018.

[29] MATSUO T,ISOSAKA T,TANG L,et al. Artificial hibernation/life-protective state induced by thiazoline-related innate fear odors[J]. Communications Biology, 2021,4(1): 101.

[30] MATSUO T,ISOSAKA T,HAYASHI Y et al. Thiazoline-related innate fear stimuli orchestrate hypothermia and anti-hypoxia via sensory TRPA1 activation [J]. Nature Communications,2021,12(1): 2074.

[31] WANG Y,CAO L,LEE C-Y,et al. Large-scale forward genetics screening identifies Trpa1 as a chemosensor for predator odor-evoked innate fear behaviors[J]. Nature Communications,2018,9(1): 2041.

[32] FENDT M, ENDRES T, LOWRY C A, et al. TMT-induced autonomic and behavioral changes and the neural basis of its processing[J]. Neuroscience and Biobehavioral Reviews,2005,29(8): 1145-1156.

[33] TSENG Y-T,ZHAO B,CHEN S,et al. The subthalamic corticotropin-releasing hormone neurons mediate adaptive REM-sleep responses to threat[J]. Neuron, 2022,110(7): 1223-1239.

[34] FENDT M,ENDRES T,APFELBACH R. Temporary inactivation of the bed nucleus of the stria terminalis but not of the amygdala blocks freezing induced by trimethylthiazoline,a component of fox feces[J]. Journal of Neuroscience,2003, 23(1): 23-28.

[35] MORROW B A, ELSWORTH J D, ROTH R H. Fear-like biochemical and behavioral responses in rats to the predator odor, TMT, are dependent on the exposure environment[J]. Synapse,2010,46(1): 11-18.

[36] MORROW B A,REDMOND A J,ROTH R H,et al. The predator odor,TMT, displays a unique, stress-like pattern of dopaminergic and endocrinological activation in the rat[J]. Brain Research,2000,864(1): 146-151.

[37] CATERINA M J,SCHUMACHER M A,TOMINAGA M,et al. The capsaicin receptor: a heat-activated ion channel in the pain pathway[J]. Nature,1997, 389(6653): 816-824.

[38] BAUTISTA D M, SIEMENS J, GLAZER J M, et al. The menthol receptor TRPM8 is the principal detector of environmental cold [J]. Nature, 2007, 448(7150): 204-208.

[39] JULIUS D. TRP channels and pain[J]. Annual Review of Cell and Developmental Biology,2013,29(1): 355-384.

[40] PATAPOUTIAN A, TATE S, WOOLF C J. Transient receptor potential channels: targeting pain at the source[J]. Nature Reviews Drug Discovery,2009, 8(1): 55-68.

[41] VENKATACHALAM K, MONTELL C. TRP channels[J]. Annual Review of Biochemistry,2007,76(1): 387-417.

[42] STORY G M, PEIER A M, REEVE A J, et al. ANKTM1, a TRP-like channel expressed in nociceptive neurons, is activated by cold temperatures[J]. Cell, 2003, 112(6): 819-829.

[43] WENG H-J, KUSH N P, NATHANIEL A J, et al. Tmem 100 is a regulator of TRPA1-TRPV1 complex and contributes to persistent pain[J]. Neuron, 2015, 85(4): 833-846.

[44] MANTENIOTIS S, LEHMANN R, FLEGEL C, et al. Comprehensive RNA-Seq expression analysis of sensory ganglia with a focus on ion channels and GPCRs in trigeminal ganglia[J]. PloS One,2013,8(11): e79523.

[45] BLANCHARD D C, GRIEBEL G, BLANCHARD R J. Mouse defensive behaviors: pharmacological and behavioral assays for anxiety and panic [J]. Neuroscience & Biobehavioral Reviews,2001,25(3): 205-218.

[46] YASUO M, NOBUAKI T, TATSUKI K, et al. TRP channels in oxygen physiology: distinctive functional properties and roles of TRPA1 in O_2 sensing [J]. Proceedings of the Japan Academy,2017,93(7): 464-482.

[47] NAKAMURA K, MORRISON S F. Central efferent pathways mediating skin cooling-evoked sympathetic thermogenesis in brown adipose tissue[J]. American Journal of Physiology-Regulatory, Integrative and Comparative Physiology,2007, 292(1): R127-R136.

[48] NAKAMURA K, MORRISON S F. A thermosensory pathway that controls body temperature[J]. Nature Neuroscience,2008,11(1): 62-71.

[49] NAKAMURA K, MORRISON S F. Preoptic mechanism for cold-defensive responses to skin cooling [J]. The Journal of Physiology, 2008, 586(10): 2611-2620.

[50] NAKAMURA K, MORRISON S F. A thermosensory pathway mediating heat-defense responses[J]. Proceedings of the National Academy of Sciences, 2010, 107(19): 8848.

[51] YAHIRO T, KATAOKA N, NAKAMURA Y, et al. The lateral parabrachial

nucleus, but not the thalamus, mediates thermosensory pathways for behavioural thermoregulation[J]. Scientific Reports, 2017, 7(1): 5031.

[52] SAKURAI K, ZHAO S, TAKATOH J, et al. Capturing and manipulating activated neuronal ensembles with CANE delineates a hypothalamic social-fear circuit[J]. Neuron, 2016, 92(4): 739-753.

[53] MORRISON S F, NAKAMURA K. Central mechanisms for thermoregulation [J]. Annual Review of Physiology, 2019, 81(1): 285-308.

[54] MADDEN C J, MORRISON S F. Central nervous system circuits that control body temperature[J]. Neuroscience Letters, 2019, 696: 225-232.

[55] TAN C L, KNIGHT Z A. Regulation of body temperature by the nervous system [J]. Neuron, 2018, 98(1): 31-48.

[56] MORRISON S F. Central neural control of thermoregulation and brown adipose tissue[J]. Autonomic Neuroscience: Basic and Clinical, 2016, 196: 14-24.

[57] HUEY R B. Temoerature, physiology, and the ecology of Reptile[J]. Deep-Sea Research Part Ⅰ: Oceanographic Research Papers, 2008, 92: 127-140.

[58] NAKAMURA K. Central circuitries for body temperature regulation and fever[J]. American Journal of Physiology-Regulatory Integrative and Comparative Physiology, 2011, 301(5): R1207-1228.

[59] EVANS S S, REPASKY E A, FISHER D T. Fever and the thermal regulation of immunity: the immune system feels the heat[J]. Nature Reviews Immunology, 2015, 15: 335-349.

[60] HELDMAIER G, ORTMANN S, ELVERT R. Natural hypometabolism during hibernation and daily torpor in mammals [J]. Respiratory Physiology and Neurobiology, 2004, 141(3): 317-329.

[61] GEISER F. Metabolic rate and body temperature reduction during hibernation and daily torpor[J]. Annual Review of Physiology, 2004, 66: 239-274.

[62] VIANNA D M, CARRIVE P. Changes in cutaneous and body temperature during and after conditioned fear to context in the rat [J]. European Journal of Neuroscience, 2005, 21(9): 2505-2512.

[63] GROSS C T, CANTERAS N S. The many paths to fear[J]. Nature Reviews Neuroscience, 2012, 13(9): 651-685.

[64] TUPONE D, MADDEN C J, MORRISON S F. Central activation of the A1 adenosine receptor (A1AR) induces a hypothermic, torpor-like state in the rat [J]. Journal of Neuroscience, 2013, 33: 14512-14525.

[65] CAO W H, MADDEN C J, MORRISON S F. Inhibition of brown adipose tissue thermogenesis by neurons in the ventrolateral medulla and in the nucleus tractus solitarius [J]. American Journal of Physiology-Regulatory Integrative and Comparative Physiology, 2010, 299: 277-290.

[66] PAUTRAT A, ROLLAND M, BARTHELEMY M, et al. Revealing a novel nociceptive network that links the subthalamic nucleus to pain processing[J]. eLife,2018,7: e36607.

[67] CHIANG M C, NGUYEN E K, CANTO-BUSTOS M, et al. Divergent neural pathways emanating from the lateral parabrachial nucleus mediate distinct components of the pain response[J]. Neuron,2020: 1-13.

[68] PALMITER R D. The parabrachial nucleus: CGRP neurons function as a general alarm[J]. Trends in Neurosciences,2018,41(5): 280-293.

[69] CHEN J Y, CAMPOS C A, JARVIE B C, et al. Parabrachial CGRP neurons establish and sustain aversive taste memories[J]. Neuron,2018,100: 891-899.

[70] RODRIGUEZ E, SAKURAI K, XU J, et al. A craniofacial-specific monosynaptic circuit enables heightened affective pain[J]. Nature Neuroscience,2017,20(12): 1734-1743.

[71] SHEN W L, XU X, YANG H. Parabrachial neuron types categorically encode thermoregulation variables during heat defense[J]. Science Advances,2020,6(6): 36.

[72] GEERLING J C, KIM M, MAHONEY C E, et al. Genetic identity of thermosensory relay neurons in the lateral parabrachial nucleus[J]. American Journal of Physiology-Regulatory Integrative and Comparative Physiology,2016, 310(1): 41-54.

[73] CHAN L, TAN, ELIZABETH K, et al. Warm-sensitive neurons that control body temperature[J]. Cell,2016,167(1): 47-59. e15.

[74] NAMBU A, TOKUNO H, HAMADA I, et al. Excitatory conical inputs to pallidal neurons via the subthalamic nucleus in the monkey[J]. Journal of Neurophysiology,2000,84: 289-300.

[75] SCHUEPBACH W M M, RAU J, KNUDSEN K, et al. Neurostimulation for Parkinson's disease with early motor complications[J]. New England Journal of Medicine,2013,368: 610-622.

[76] LIMOUSIN P, KRACK P, POLLAK P, et al. Electrical stimulation of the subthalamic nucleus in advanced Parkinson's disease[J]. New England Journal of Medicine,1998,339(16): 1105-1111.

[77] SCHREIHOFER A M, GUYENET P G. The baroreflex and beyond: control of sympathetic vasomotor tone by gabaergic neurons in the ventrolateral medulla [J]. Clinical and Experimental Pharmacology and Physiology,2002,29: 514-521.

[78] ULRICH-LAI Y M, HERMAN J P. Neural regulation of endocrine and autonomic stress responses[J]. Nature Reviews Neuroscience, 2009, 10 (6): 397-409.

[79] BOWEN A J, CHEN J Y, HUANG Y W, et al. Dissociable control of

unconditioned responses and associative fear learning by parabrachial CGRP neurons[J]. Elife,2020,9：e59799.

[80] TSCHIDA K，MICHAEL V，TAKATOH J，et al. A specialized neural circuit gates social vocalizations in the mouse[J]. Neuron,2019,103：459-471. e5.

[81] TAKAHASHI T M，SUNAGAWA G A，SOYA S，et al. A discrete neuronal circuit induces a hibernation-like state in rodents[J]. Nature,2020,583（7814）：109-114.

[82] HRVATIN S，SUN S，WILCOX O F，et al. Neurons that regulate mouse torpor [J]. Nature,2020,583（7814）：1-7.

[83] KALIA M，SULLIVAN J M. Brainstem projections of sensory and motor components of the vagus nerve in the rat[J]. Journal of Comparative Neurology，1982,211：248-264.

[84] HENSSEN D J，KURT E，KOZICZ T，et al. New insights in trigeminal anatomy：a double orofacial tract for nociceptive input[J]. Frontiers in Neuroanatomy，2016,10：1-14.

[85] SLUGG R M，LIGHT A R. Spinal cord and trigeminal projections to the pontine parabrachial region in the rat as demonstrated with Phaseolus vulgaris leucoagglutinin[J]. Journal of Comparative Neurology,1994,339：49-61.

[86] CECHETTO D F，STANDAERT D G，SAPER C B. Spinal and trigeminal dorsal horn projections to the parabrachial nucleus in the rat[J]. Journal of Comparative Neurology,1985,240：153-160.

[87] RŮŽIČKA F，JECH R，NOVÁKOVÁ L，et al. Chronic stress-like syndrome as a consequence of medial site subthalamic stimulation in Parkinson's disease[J]. Psychoneuroendocrinology,2015,52：302-310.

[88] WELTER M L，SCHÜPBACH M，CZERNECKI V，et al. Optimal target localization for subthalamic stimulation in patients with Parkinson disease[J]. Neurology,2014,82：1352-1361.

[89] WAGENBRETH C，KUEHNE M，HEINZE H J，et al. Deep brain stimulation of the subthalamic nucleus influences facial emotion recognition in patients with parkinson's disease：a review[J]. Frontiers in Psychology,2019,10：1-14.

[90] CASTRIOTO A，LHOMMÉE E，MORO E，et al. Mood and behavioural effects of subthalamic stimulation in Parkinson's disease[J]. The Lancet Neurology，2014,13：287-305.

[91] MALLET L，SCHÜPBACH M，N'DIAYE K，et al. Stimulation of subterritories of the subthalamic nucleus reveals its role in the integration of the emotional and motor aspects of behavior[J]. Proceedings of the National Academy of Sciences of the United States of America,2007,104：10661-10666.

[92] SIEGER T，SERRANOVÁ T，RŮŽIČKA F，et al. Distinct populations of neurons

respond to emotional valence and arousal in the human subthalamic nucleus[J].
Proceedings of the National Academy of Sciences of the United States of
America,2015,112: 3116-3121.

[93] CANNON B, NEDERGAARD J A N. Brown adipose tissue: function and
physiological significance[J]. Physiological Reviews,2004,84(1): 277-359.

[94] ENERBÄCK S, JACOBSSON A, SIMPSON E M, et al. Mice lacking
mitochondrial uncoupling protein are cold-sensitive but not obese[J]. Nature,
1997,387(6628): 90-94.

[95] GOLOZOUBOVA V, HOHTOLA E, MATTHIAS A, et al. Only UCP1 can
mediate adaptive nonshivering thermogenesis in the cold[J]. The FASEB Journal,
2001,15(11): 2048-2050.

[96] GOLOZOUBOVA V, GULLBERG H, MATTHIAS A, et al. Depressed
thermogenesis but competent brown adipose tissue recruitment in mice devoid of
all hormone-binding thyroid hormone receptors[J]. Molecular Endocrinology,
2004,18(2): 384-401.

[97] CANNON B, NEDERGAARD J. Metabolic consequences of the presence or
absence of the thermogenic capacity of brown adipose tissue in mice (and
probably in humans)[J]. International Journal of Obesity,2010,34(1): S7-S16.

[98] BLESSING W, MCALLEN R, MCKINLEY M. Control of the cutaneous
circulation by the central nervous system[J]. Comprehensive Physiology,2016,
6(3): 1161.

[99] MORRISON S F. Differential regulation of sympathetic outflows to
vasoconstrictor and thermoregulatory effectors[J]. Annals of the New York
Academy of Sciences,2006,940: 286-298.

[100] HORII Y, NAGAI K, NAKASHIMA T. Order of exposure to pleasant and
unpleasant odors affects autonomic nervous system response[J]. Behavioural
Brain Research,2013,243: 109-117.

[101] CAMPEAU S, NYHUIS T J, SASSE S K, et al. Acute and chronic effects of
ferret odor exposure in Sprague-Dawley rats[J]. Neuroscience and Biobehavioral
Reviews,2008,32: 1277-1286.

[102] OKA T. Stress-induced hyperthermia and hypothermia[J]. Handbook of Clinical
Neurology,2018,157: 599-621.

[103] WOOD S. Interactions between hypoxia and hypothermia[J]. Annual Review of
Physiology,1991,53: 71-85.

[104] AMAR A, SANYAL A K. Immobilization stress in rats: effect on rectal temperature
and possible role of brain monoamines in hypothermia[J]. Psychopharmacology,
1981,73(2): 157-160.

致　　谢

转眼间，博士阶段已经到了尾声，而我的科研生涯才刚刚起步。回首这五年的科研时光，收获颇丰。这些年在清华园，在北京生命科学研究所，在刘清华老师实验室的经历将是我人生中的宝贵财富。在博士论文定稿之际，我想借此机会向那些给予我帮助、支持和关心的人致以诚挚的谢意。

衷心感谢我的导师刘清华教授。在刘老师实验室轮转时，他对科研的热爱深深打动了我，也激起了我对科研的浓厚兴趣。加入刘老师实验室后，刘老师更是潜移默化地改变了我待人处事的方式，让我得到了能力和素养上的全面提升，令我受益匪浅。

衷心感谢筑波大学国际综合睡眠研究所的 Katsuyasu Sakurai 老师，Katsu 对工作的认真负责，对实验的细心严谨是我学习的榜样。Katsu 对我一年半的悉心教导，让我的实验技能有了飞速的提升，并教会了我科学思考的方式，让我具备了解决问题的能力。跟 Katsu 在一起做实验、聊科学的日子充实又快乐。

衷心感谢北京生命科学研究所的曹鹏老师对本研究工作的指导性意见和对实验设备、实验动物、实验试剂的慷慨解囊。曹老师清晰的思路令我折服，他在实验和论文写作方面给了我很多启发。

感谢北京生命科学研究所实验室的吴可嘉、王一兵老师平日的指导与帮助。感谢在筑波大学一起工作的曹丽琴老师、Jessica、Greg、Yuka-san、Kato-san 对我科研和生活上的关心和照顾。也感谢实验室的其他人，感谢和你们一起相处的温馨时光。

最后我还要感谢我的父母一直以来对我的关心和理解，以及在生活上给予我无私的关怀。感谢我的女朋友梁甜静同学对我长期以来的鼓励与支持，跟你在一起我才能不断前进，追求人生的幸福与美满。

科研中的困难与生活的艰辛相比，如一毛之于泰山。在人生新的阶段，我辈仍需不畏艰险，勇攀高峰。

生命不息，热爱不止！

本课题承蒙国家自然科学基金资助，特此致谢。